CONTRIBUTION A L'ÉTUDE DES ŒDÈMES

CHEZ

LES DIABÉTIQUES

Mirus est affectus, diabetes.
ARÉTÉE, *De diut. affect.*, cap. II.

PAR

Emile BAYVEL,
Docteur en médecine de la Faculté de Paris,
Ancien prosecteur à Besançon,
Lauréat de l'École de médecine de cette ville (années 1874-75),
Aide-major stagiaire au Val-de-Grâce.

PARIS
A. PARENT, IMPRIMEUR DE LA FACULTÉ DE MÉDECINE
29-31, RUE MONSIEUR-LE-PRINCE, 29-31,

1878

CONTRIBUTION A L'ÉTUDE DES ŒDÈMES

CHEZ

LES DIABÉTIQUES

Mirus est affectus, diabetes.
ARÉTÉE, *De diut. affect.*, cap. II.

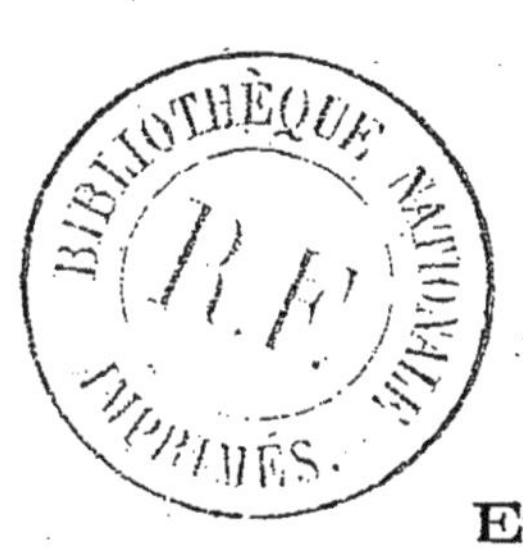

PAR

Emile BAYVEL,

Docteur en médecine de la Faculté de Paris,
Ancien prosecteur à Besançon,
Lauréat de l'École de médecine de cette ville (années 1874-75),
Aide-major stagiaire au Val-de-Grâce.

PARIS
A. PARENT, IMPRIMEUR DE LA FACULTÉ DE MÉDEC
29-31, RUE MONSIEUR-LE-PRINCE, 29-31,

1878

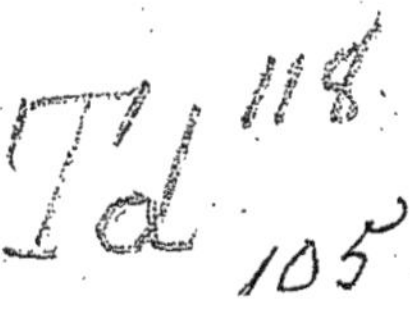

CONTRIBUTION A L'ÉTUDE

DES

ŒDÈMES CHEZ LES DIABÉTIQUES

AVANT-PROPOS

Nous ne saurions avoir la prétention, dans cette dissertation inaugurale, d'éclaircir entièrement l'histoire de cet épiphénomène du diabète, l'hydropisie. Nous ne pourrions faire une monographie complète sur la question lorsque tant d'observateurs consciencieux l'ont passée sous silence, ou ont reculé devant la difficulté de son interprétation.

Notre but, plus modeste, est d'apporter des observations nouvelles que le hasard a accumulées sous nos pas; et, surtout, d'attirer l'attention des médecins sur ce symptôme dont l'interprétation et l'étude sont remplies de lacunes et de desiderata. Ce n'est, en effet, que par le concours d'un nombre considérable de faits que l'on pourra éclaircir le mode de production et la valeur sémiologique de ce phénomène.

PLAN

En traçant l'historique de la question, nous montrerons combien les auteurs ont été incertains et incomplets dans les quelques mots qu'ils consacrent aux œdèmes glycosuriques; enfin, comment la plupart des observations ne sauraient être interprétées par une pathogénie banale et toujours identique à elle même, qu'ils invoquent l'un après l'autre.

Après l'historique, nous envisagerons l'étude de l'étiologie et de la pathogénie que nous essaierons d'élucider dans la mesure de nos forces.

La symptomatologie sera étudiée ensuite, ainsi que le pronostic, et ces deux dernières parties seront, autant que possible, déduites de nos observations, que nous placerons à la fin de notre travail.

Enfin par quelques conclusions, nous nous résumerons brièvement.

HISTORIQUE

Cotugno (1770), semble avoir signalé le premier les accidents hydropiques qui peuvent survenir pendant le cours du diabète sucré. Cet illustre observateur avait constaté que ces accidents coïncidaient parfois, mais non toujours, avec des urines coagulables : « Neque tantum in auctis hydropicorum urinis, dit-il, sed in illis etiam quas excreverint diabete correpti, hanc urinæ naturam coaguli materiem ad ignem exhibentem, quanquam non adeo insignem, pari tentamine non semel comperimus. Primum itaque constat, urinas, quas in sanis nemo coagulabilis invenerit, quandoque posse coaguli materiem continere. » (1)

En 1801, Darwin (2), signale aussi des faits analogues, mais en faisant de l'albuminurie l'effet et non la cause des hydropisies diabétiques. Il faisait donc, par cette théorie bizarre, un heureux pronostic de l'apparition de l'albuminurie, qu'il considérait comme un phénomène critique des œdèmes.

C'est sur cette erreur d'interprétation qu'en 1806, Dupuytren (3) fonda sa fameuse théorie, dans laquelle il considérait l'albuminurie du diabète comme un signe non équivoque de guérison. Outre qu'il commettait une erreur d'observation, Dupuytren méconnaissait dans son travail les rapports de l'hydropisie et de la miction albumineuse. « La présence de l'albumine dans les urines, dit-il, n'est pas l'indice d'une hydropisie ou de son développement plus ou moins éloigné, c'est une condition pathologique toute différente, c'est le signe de la guérison du diabète. »

L'erreur de Dupuytren vient manifestement de ce fait bien connu, et signalé, dès 1809, par Latham (4), de la disparition du sucre dans l'urine diabétique, lorsque

(1) Cotunnii, de ischiade nervosa commentarius. In-8, Vienne, 1770, pages 24 et 25.

(2) Darwin. Zoonomia, vol. I, page 467. 3e édit. in-8. London, 1801.

(3) Dupuytren. Bulletins de la Faculté de médecine de Paris, 1806, tome I, page 41. — Dupuytren et Thénard. Annales de chimie, t. XLIV, p. 45, et t. LIV, p. 41.

(4) Latham. Facts and opinions concerning diabetes. In-8, London, 1809, p. 139.

l'albumine s'y montre, et de l'alternance de l'albuminurie et de la glycosurie dans le diabète (1).

Gariopontus, cité par Frank, écrit: « Quibus hæc passio (diabetes) contigerit, ut hydropici juvari debent, quoniam propre est illis una passio. » et Frank, de son côté, soupçonne une grande affinité entre le diabète et l'hydropisie, qui n'en est qu'un phénomène. Il rapporte notamment l'exemple d'une femme de Pétersbourg, atteinte d'ascite, chez laquelle un de ses amis, le Dr Rudolph, trouva la sérosité abdominale sucrée comme l'urine des diabétiques.

Il parle aussi d'un malade qui succomba, épuisé par la diarrhée et dans un état général d'hydropisie, et chez lequel il avait observé plusieurs fois une leuco-phlegmasie, une ascite qui se dissipaient et revenaient à diverses reprises. « Malgré le flux prodigieux des urines, dit Frank, l'œdème s'empare des pieds, des lombes; l'ascite se manifeste; il est même des cas où l'hydropisie et le diabète se remplaçaient tour à tour. » (2)

En 1808, Watt (3) signale encore l'albuminurie chez les diabétiques, mais il ne parle pas des œdèmes.

Rayer (4) déclare avoir vu des œdèmes diabétiques,

(1) Nous en donnons une observation (observation XXII), très-intéressante, observée par M. Lecadre (du Havre) et citée dans Marchal (de Calvi).

(2) Pierre Franck. Traité de médecine pratique. Traduction Gondareau. Paris, 1821, t. III, p. 23 et 29.

(3) Watt. Cases of diabetes, consumption, etc., with observations. Paisley, 1808.

(4) Rayer. Traité des maladies des reins. Paris, 1840, t. II, p. 529: « J'ai vu, dit-il, chez des diabétiques, des hydropisies avec urine non coagulable, et d'autres hydropisies avec urine coagulable et dont j'ai obtenu la guérison.

les uns, avec albuminurie, les autres, sans albuminurie concomitante, et les croit, en général, sans gravité.

A une époque plus rapprochée de nous, Becquerel (1) fait faire un nouveau pas à la question en expliquant par l'hypo-albuminose, avec ou sans néphrite, la pathogénie des hydropisies dans le diabète. Disons, en passant, que cette théorie a été reprise, plus tard, par Marchal, de Calvi (2), qui attribue à une subalbuminie, primitive ou consécutive à un ealbuminurie ; les œdèmes diabétiques qui ne reconnaissent pas pour cause les lésions du mal de Bright. L'hydropisie cachectique est donc signalée.

En 1862, Pavy (3), fait des œdèmes chez les glycosuriques une manifestation de ce qu'il appelle le diabète intense. Pour lui, ils peuvent ne pas dépendre d'une néphrite ou résulter d'une thrombose.

Seegen (4), reconnait aussi à l'intensité du diabète le pouvoir d'amener des hydropisies; nous citons d'ailleurs, à la fin de cette thèse, les observations que nous avons puisées dans ses études sur le diabète.

(1) La diminution de l'albumine du sérum se montre quelquefois dans la dernière période du diabète ; elle est caractérisée par le développement d'une hydropisie et coïncide alors, presque toujours, avec une albuminurie. On peut dire avec une presque certitude, que quand un diabétique devient hydropique, c'est que la proportion de l'albumine du sérum du sang est diminuée. » Becquerel. Etudes cliniques sur le diabète et l'albuminurie. Moniteur des hôpitaux, 1857.

(2) Marchal, de Calvi. Recherches sur les accidents diabétiques Paris, 1854, p. 456.

(3) Pavy. On the nature and treatment of diabetes, 1862.

(4) Seegen. Virchow's. Arch., t. XXXVI, p. 244.

Garrod, cité par Beale, déclare qu'il n'est pas un diabétique sur lequel il n'ait constaté de l'infiltration malléolaire ; Beale, par une exagération opposée, dit : « Le Dr Garrod affirme qu'il existe toujours de l'œdème aux jambes, et que ce signe ne manque jamais, bien qu'il soit souvent peu marqué. Je ne l'ai pas observé une seule fois » (1).

Les remarquables travaux de Marchal de Calvi (2), sur le diabète n'ont pas apporté, comme on pourrait le croire, des éléments notables à l'étude de la question. Nous n'y trouvons guère qu'une observation d'ascite (obs. XXI), que Marchal rattache à des lésions hépatiques incontestables et qui se compliqua d'œdème des extrémités inférieures. Quant à l'œdème dont il est question dans une des lettres de Lecadre à Marchal, il nous a paru accompagner des inflammations gangréneuses de la peau. Cependant, nous avons puisé dans Marchal l'indication d'une de nos observations les plus intéressantes (obs. II). Ce qui a trait aux accidents hydropiques du malade de cette observation est rapporté, par Marchal, à une subalbuminie.

En 1869, dans l'article diabète de son dictionnaire, le professeur Jaccoud ne consacre que quelques mots à cette question : « On a, dit-il, plusieurs fois indiqué l'œdème partiel ou général comme l'un des symptômes des périodes terminales du diabète ; mais, sans nier la possibilité d'un œdème purement cachectique chez quelques malades, je dois dire que je ne l'ai jamais observé, et que

(1) Beale. De l'urine des dépôts urinaires, etc., traduction de MM. Ollivier et Bergeron, 1866, p. 292.

(2) Marchal, de Calvi, lieu cité.

l'hydropisie survenant dans le cours du diabète est, dans la plupart des cas, sinon dans tous, l'indice d'une complication rénale. (1) »

L'importance que Leudet (2) attache, dans un long passage de sa clinique, aux accidents hydropiques du diabète, repose un peu l'esprit de l'indifférence presque absolue des auteurs à leur égard. L'illustre clinicien de Rouen signale la fréquence de ces accidents chez les diabétiques pauvres (cinq fois sur huit malades), leur fréquence plus grande chez la femme, leur rareté chez les diabétiques aisés (trois fois sur quarante malades). Il en fait presque constamment la conséquence de la cachexie et de l'épuisement causé par la diarrhée (3).

Presque toujours sans albuminurie, l'œdème serait très-rarement produit par la néphrite; enfin, il peut être une conséquence de la thrombose (obs. III). Cette thrombose présenterait ce caractère, de se produire sans albuminurie, sans symptômes graves, sans indices d'une phlegmasie, et de disparaître rapidement. Ce dernier mode pathogénique du processus hydropigène entrevu, avant Leudet, par Pavy, Gull, Dionnis des Car-

(1) Jaccoud. Art. diabète du dictionnaire de médecine et de chirurgie pratiques. Paris, 1869.

(2) Leudet. Clinique médicale de l'Hôtel-Dieu de Rouen, 1874, p. 287.

(3) « Cependant, dit Leudet, je dois faire observer que chez plusieurs malades l'œdème apparut longtemps avant la mort. J'en ai eu un qui présenta, à plusieurs reprises, un œdème, d'abord généralisé, disparaissant complètement pour reparaître à diverses époques, sous la forme d'un œdème partiel. Chez cet individu, il y avait, avec l'œdème, de la diarrhée abondante qui suivait sa marche. »

rières, a été mis en lumière par plusieurs observations récentes.

M. Bucquoy publie, en 1876, une observation (obs. XII) concernant un œdème d'origine rénale, qu'il fait suivre de réflexions sur la rareté de cet épiphénomène.

« Le diabète se termine chez notre malade avec une des complications les plus rares de cette maladie ; l'hydropisie. Je n'ai pas besoin d'insister de nouveau sur l'étendue et le degré de l'anasarque, hors de proportion avec la petite quantité d'albumine trouvée dans l'urine... Il est étonnant que cette complication ne soit pas plus souvent observée, et on comprend combien ce symptôme est de nature à aggraver le pronostic » (1).

M. Hanot (2), rapportant un cas d'ascite, d'origine

(1) Burquoy. France médicale du 4 mars 1876.

(2) Hanot. Revue critique sur les différentes formes de cirrhose du foie. Archiv. gén. de méd. octobre, 1877. « J'ai rencontré, dit M. Hanot, un foie cirrhosé à l'autopsie d'une femme diabétique qui avait succombé dans le service de mon cher maître, le professeur Lasègue ; il s'agissait d'une cirrhose intra-lobulaire parfaitement caractérisée. La fera-t-on dériver d'une congestion consécutive à l'affection chronique des poumons ; on n'y est guère autorisé par ce qui se passe habituellement dans les circonstances analogues. D'autre part, l'histoire de la malade apprend que, dans les derniers jours de la maladie, il se produisit un notable ralentissement de la circulation veineuse ; mais il est peu probable qu'un si court espace de temps ait suffi au développement de cette cirrhose intra-lobulaire. Aussi, je me suis demandé si cette cirrhose ne relèverait pas encore de la loi générale indiquée plus haut. Dans le diabète, le sang de la veine intra-lobulaire contient une bien plus grande quantité de sucre hépatique qu'à l'état normal ; or, il ne serait pas impossible que ce sucre en excès jouât, à l'égard des parois de la veine intra-lobulaire, le rôle joué par l'alcool ou le pigment sanguin à l'égard des radicules de la veine porte dans la cirrhose veineuse périlobulaire. »

hépatique, et qui se compliqua plus tard d'anasarque généralisée, chez une femme diabétique, croit pouvoir faire intervenir l'action irritante du sucre de la veine porte qui agirait à la façon de l'alcool sur le foie (observation XIII).

On voit, d'après cet exposé, que nous nous sommes efforcé de rendre le plus complet possible, que la question du processus hydropique, chez les diabétiques, est loin d'être élucidée.

M. Brouardel, en nous assignant ce sujet de dissertation inaugurale, nous avait prévenu de l'exiguité de renseignements bibliographiques et de la difficulté de la question. Qu'il nous soit permis de lui adresser ici l'expression de notre reconnaissance la plus sincère pour ses bienveillants conseils et l'obligeance avec laquelle il a mis ses malades à notre disposition.

M. Lecorché, dans une communication écrite, a bien voulu, avec son extrême bienveillance et sa grande probité scientifique, nous autoriser à déclarer qu'il n'avait rien à ajouter à la page qu'il consacre aux œdèmes chez les diabétiques.

Nous reproduisons ici cette page, excellent résumé de tout ce qui a été dit sur la question :

« L'œdème qui se rencontre accidentellement dans le cours du diabète, et que certains auteurs considèrent comme une manifestation cutanée de cette maladie, est de nature très-diverse. Il peut tenir à une néphrite et ne pas différer de celui qui est lié à la néphrite parenchymateuse commune. Le pronostic en est alors très-grave.

Il peut être étranger à la néphrite, et se dissiper

lorsque vient à diminuer l'intensité du diabète (Pavy). Sur cent quarante diabétiques, Seegen vit six fois se développer cette variété d'œdème, étranger à la néphrite parenchymateuse, dont il fait une manifestation du diabète intense. Pour Leudet, cet œdème est de nature cachectique. Il apparaît de préférence chez les diabétiques, qui ont déjà été épuisés par une complication comme la diarrhée. On le rencontre plus souvent chez les diabétiques, appartenant à la classe pauvre. Leudet en constata cinq fois l'existence chez huit diabétiques de cette dernière catégorie, et, ne le trouva que trois fois sur quarante cas de diabète riche. C'est du reste le plus souvent cette espèce d'œdème qu'il observa à Rouen. L'œdème, d'origine rénale, lui semble beaucoup plus rare. Bucquoy (*France médicale*, 1876), en a, dans ces derniers temps, rapporté une observation fort intéressante.

Cet œdème parait plus fréquent chez les femmes que chez l'homme. Il se montre de préférence chez celles qui ont dépassé la quarantaine; Seegen l'a observé toutefois chez une petite fille de 10 ans. C'est vers les extrémités qu'il se manifeste. Il s'y limite d'ordinaire aux malléoles (Lebret). Il peut toutefois s'étendre aux genoux (Seegen). Il peut même siéger au visage, ou exister au niveau des lombes (Hirsch).

On peut enfin avoir à constater, chez les diabétiques, une variété d'œdème, différente des précédentes. Nous voulons parler de l'œdème dû à la thrombose, œdème qui peut être plus ou moins étendu, et qu'ont décrit Potain, Dionnis des Carrières, Pavy, Gull et Leudet » (1).

(1) Lecorché. Traité du diabète. Paris, 1877, p. 332.

M. Durand-Fardel, dont l'autorité est également si grande, quand il s'agit de diabète, nous a déclaré qu'il croyait la question à peu près méconnue.

Malgré cela, nous avons préféré « progredi per tenebras quam sistere gradum », persuadé qu'on nous tiendra compte au moins de notre bonne volonté.

ÉTIOLOGIE ET PATHOGÉNIE

Une des causes les moins contestables des hydropisies dans le diabète, puisque ce fut celle qui resta la seule invoquée pendant longtemps par les auteurs, c'est l'albuminurie (1).

Cette albuminurie est généralement consécutive à l'irritation du rein par le passage d'une quantité, souvent considérable, d'urines sucrées. La raison de ce fait est facile à comprendre lorsqu'on considère la facilité avec laquelle apparaissent chez les diabétiques la cystite du col, le phimosis et les ulcérations du gland ; lorsqu'on voit, chez les ouvriers, employés dans les raffineries de sucre, des éruptions pustuleuses fréquentes aux parties qui sont en contact avec le sucre. Cette quantité et cette qualité des urines diabétiques agissent donc d'une façon incontestable sur le rein et peuvent produire l'albuminurie soit en amenant un état congestif rénal, soit à la faveur d'un processus plus avancé qui sera la

(1) Rayer, lieu cité.

Becquerel. Cliniques sur le diabète et l'albuminurie. Moniteur des hôpitaux, 1857.

Seegen, lieu cité.

Jaccoud. Article diabète du dictionnaire.

desquamation des tubuli rénaux ou l'hyperplasie du tissu conjonctif. La congestion et les altérations rénales que l'on trouve si souvent à l'autopsie des diabétiques viennent confirmer cette donnée théorique (obs. I, II, IX, X, XIII). Sur 32 cas de lésions rénales, chez les diabétiques, le professeur Jaccoud (1), dit que l'on rencontre 17 fois les lésions du mal de Bright. Mais l'état morbide du rein est loin d'être indispensable à la production de l'œdème chez les diabétiques, et les observateurs n'ont pas tardé à reconnaître une hydropisie dyscrasique par hypoalbuminie, comme disait Becquerel (2), sans qu'il soit nécessaire qu'il y ait albuminurie.

L'altération du sang dans le diabète qui consiste surtout dans une diminution très-prononcée de l'albumine du sérum, à en juger du moins, par ce fait bien constaté de l'excrétion abondante d'urée qui est la transformation dernière des matières protéiques ne peut, en effet, manquer de produire l'hydropisie.

Celle-ci se manifeste surtout quand l'affaiblissement produit par le diabète a été accentué encore par la diar-

(1) Jaccoud. Traité de pathologie interne, t. II. p. 896. Paris, 1873.

(2) Becquerel et Rodier. Archiv. gén, de méd. de 1840. Conclusions d'un mémoire intitulé : De l'anémie par diminution de l'albumine du sang et des hydropisies qui en sont la conséquence. t. XXII, p. 482.

« La diminution de l'albumine du sérum peut se développer avec lenteur ou rapidité ; elle se traduit alors par la pâleur, une teinte jaunâtre de la face, une grande débilité et surtout une anasarque générale, plus ou moins intense, sans albumine dans les urines. Un grand nombre d'hydropisies aiguës ou chroniques, regardées comme essentielles, doivent manifestement être attribuées à cette cause pathogénique. »

rhée qui est loin d'être rare puisque Leudet fait des œdèmes diabétiques la manifestation presque constante « d'un état cachectique préparé par un long épuisement et par la diarrhée». (1) Elle est favorisée puissamment, du reste, par l'action de la pesanteur, car on la voit souvent se produire lorsque les malades se lèvent et s'effacer par le repos au lit (obs. II). « Stantibus pedes intumescunt», disait Arétée. Le propre de ces hydropisies dyscrasiques est d'être lentes à se produire. Aussi, si chez quelques diabétiques, on doit rattacher manifestement les œdèmes à cette cause, nous verrons que, dans des cas plus nombreux, cette pathogénie ne peut toujours s'appliquer.

On ne saurait nier que, quelquefois, ces hydropisies incertæ sedis ne tiennent à des albuminuries transitoires et méconnues, comme le voulait Béhier.

Cependant, si l'on considère un autre élément important de la constitution du milieu sanguin chez les diabétiques, on sera forcé d'admettre que l'état cristalloïde du sang, saturé de glycose, favorisera les phénomènes de diffusion de ce liquide et l'augmentation de la tension vasculaire (2). Du reste, la grande quantité de sucre exhalée par osmose n'en est-elle pas la preuve?

La diminution de l'absorption de l'oxygène, chez les diabétiques, nettement constatée par Voït et Pettenkofer (3), favorise également l'œdème. Ce fait, constaté

(1) Lieu cité, p. 287.

(2) Magendie. Précis de physiologie, t. II, p. 453. Bouillaud. *In* de Vezeaux de Lavergne. Etude critique sur la pathogénie des hydropisies sans albuminurie. Thèses de Paris, 1873, nº 221. Strauss. Article Hydropisie du Dictionnaire de médecine et de chirurgie pratiques.

(3) Voït et Pettenkofer, *in* Brouardel. Etude critique des diverses médications employées contre le diabète sucré. Paris, 1869.

Quantités d'oxygène absorbé, d'acide carbonique exhalé et d'eau par les auteurs anglais et par Abercrombie et J. Darwell (1), a été mis en lumière par une observation de Baglivi (2).

L'anhématosie est du reste puissamment favorisée chez les glycosuriques par la diminution notable du chlorure de sodium qui s'en va chez eux, par les urines (3). Ce sel, comme on le sait depuis longtemps, est un des agents principaux qui provoquent le conflit de l'oxygène et des globules et, par suite, sa diminution dans le sang se traduit bientôt par des symptômes morbides graves (Barbier) (4).

Dans une affection, comme celle qui nous occupe, qui trouble si profondément le système nerveux trophique, on ne saurait passer sous silence l'état de la circulation capillaire. Pour beaucoup d'auteurs, le dia-

excrétée par un homme sain et par un diabétique, en vingt-quatre heures.

	Homme sain.	*Diabètique.*
Oxygène absorbé	708,9	572,2
Acide carbonique exhalé	911,5	659,3
Eau excrétée	828	611,3

(1) Littré. Article Hydropisie du Dictionnaire en 30 vol., 1837, vol. XVI.

(2) « Baglivi (De Sanguine et de respiratione, p. 48) cite une observation où un polype de la narine gauche, gênant la respiration, amena une anasarque généralisée, avec ascite qui disparut par l'extirpation du polype. *In* Littré, lieu cité.

(3) Brouardel, lieu cité : « Les diabétiques perdent dans leurs urines, une quantité de chlorure de sodium très-supérieure à la proportion normale. »

(4) Barbier raconte que des seigneurs russes ayant fait supprimer le sel dans l'alimentation de leurs vassaux, ceux-ci tombèrent dans un état de faiblesse extrême avec pâleur de la peau, œdème des membres, albuminurie (Gaz. méd. Paris, 1838, p. 301).

bète a un point de départ nerveux. Nous ne serons donc pas étonnés du rôle important qu'ils attribuent aux nerfs vaso-moteurs, lesquels, suivant l'expression de notre regretté Cl. Bernard, agiraient à la façon d'un agent provocateur. C'est à eux, d'après M. Ranvier, qu'il faut attribuer l'épuisement de la tonicité vasculaire, se montrant chez les gens débilités, sous l'influence de la moindre cause occasionnelle, et amenant, à sa suite, une hydropisie (1). L'hydropisie des diabétiques semble, en effet, se rapprocher, par sa marche, de l'*hydrops spasticus* des anciens auteurs, lequel selon l'expression de G. Sée (2), « se produit par épuisement pour ainsi dire, du système vaso-moteur ; par suite, il se fait une distension des vaisseaux qui provoque une hydropisie à forme passagère, intermittente et irrégulière. »

Mais, il est des cas où l'on ne peut faire intervenir l'épuisement.

Tel a été celui du malade de l'observation X, tel est encore le cas de celui qui fait l'objet de notre observation XI. Ces malades qui ont présenté, il y a quelques mois, un œdème généralisé, avec ascite, dont l'évolution se fit en trois semaines, ne sont nullement cachectisés. Pouvons-nous expliquer ces cas par un trouble du système nerveux ? Les œdèmes nerveux, sur lesquels Pel-

(1) Ranvier. Cité par de Vezeaux de Lavergne, lieu cité.

(2) G. Sée. Leçons dogmatiques de la Charité, recueillies par Brochin. Gazette des hôpitaux, 1874).

legrini (1), Rathery (2), Olivier (3), et Barety (4), et surtout le professeur Vulpian (5), ont appelé l'attention, se sont produits généralement concomitamment avec une paralysie et sont restés limités au territoire atteint. Est-ce le cas de nos malades? Sauf la femme Houssard, aucun ne présenta de troubles du système nerveux.

Reste une hypothèse que nous ne donnons que sous toutes réserves. Cl. Bernard, en piquant le plancher du quatrième ventricule, a pu produire alternativement la glycosurie et l'albuminurie. Les altérations du quatrième ventricule, si fréquentes chez les diabétiques, ne pourraient-elles pas avoir, pour conséquence, une albuminurie qui, passagère, serait souvent méconnue, mais n'en produirait pas moins l'hydropisie? Le malade de l'observation X, dont nous cherchons à expliquer l'œdème, avait une atrophie du quatrième ventricule. Il est vrai de dire que les urines ont été soigneusement examinées, et que jamais on ne trouva d'albumine.

Mais le processus mécanique a aussi une influence indéniable sur la production du phénomène qui nous occupe. La thrombose, en effet, favorisée par l'inopexie marastique, a été signalée comme cause des hydropisies

(1) Pellegrini. Lésions cérébrales avec anasârque. Thèse inaugurale, 1864.

(2) Rathery. Pathogénie de l'œdème. Thèse d'agrégation. Paris, 1873.

(3) Bulletins de la Société de biologie. Séance du 13 juillet, 1873.

(4) A. Barety. De quelques modifications pathologiques dépendant d'hémorrhagies ou de ramollissements circonscrits du cerveau et siégeant du côté de la paralysie. *In* Société de biologie 1873.

(5) Vulpian. Bulletins de la Société de biologie Séance du 19 juillet 1873.

partielles (1). Il suffit de citer, quant à celles qui nous occupent, l'opinion de Marchal, de Trousseau, l'observation de Leudet (observation III) et celle de Potain (observation VIII). Cette dernière a trait à des coagulations artérielles multiples, indépendantes d'altérations vasculaires, et pour la production desquelles M. Potain invoque un état particulier du sang qui se rencontrerait chez les diabétiques. Aussi cette observation nous a-t-elle paru intéressante, et nous l'avons reproduite quoiqu'elle n'ait pas de rapports directs avec notre sujet. Dans l'observation de Leudet, si intéressante également, nous voyons une thrombose se produire sans qu'aucune cause puisse l'expliquer, pas même la tuméfaction des ganglions inguinaux, et disparaître rapidement sans laisser de traces.

Il faudrait donc admettre, après M. Potain, que la thrombose, lorsqu'elle n'est pas due à une phlébite ou à la compression, doit être rapportée à un état dyscrasique du sang des diabétiques. La cause de cette modification particulière nous échappe, car malheureusement les analyses du sang diabétique manquent complètement.

On nous objectera peut-être, ici, que les œdèmes dus à cette cause sont rigoureusement limités à une circonscription veineuse, et que cette limitation est fort rare chez les diabétiques, mais il faut songer à l'action im-

(1) Bouillaud. De l'oblitération des veines et de son influence sur la formation des hydropisies partielles. Arch. gén. de méd. 1823, p. 188.

Corbin. De l'oblitération des veines comme cause d'œdèmes ou d'hydropisies partielles, spécialement dans les membres inférieurs. Arch. gén. de méd. 1831, t. XXV, p. 497. 7 observations.

Ranvier. Comptes-rendus de l'Académie des sciences, 21 juin 1869.

portante de la parésie cardiaque chez ces malades, causée parfois par une atrophie notable et fort curieuse du muscle cardiaque, bien étudiée récemment encore par M. Jules Cyr (1). G. Sée va même plus loin et dit que la composition du sang n'a qu'une part restreinte dans la formation des hydropisies par thrombose. Pour lui, ce sont surtout les organes qui fonctionnent mal, ce sont les vaisseaux surtout qui sont débilités dans leur action. La formation de thromboses chez les diabétiques est donc de toute manière puissamment favorisée, soit que l'on adopte l'opinion de Potain, soit qu'on s'en tienne à celle de G. Sée, puisque chez eux on constate et une modification du cœur et une grande faiblesse des muscles respirateurs qui concourent tous deux à diminuer le cours du sang veineux, aidés, peut-être, encore, pas une insuffisance des valvules veineuses.

Enfin, la suppression des fonctions de la peau interviendra parfois dans la production du processus hydropigène, surtout si l'on se rappelle les belles observations de Cullen à ce sujet (2).

Les lésions pulmonaires, si multiples et qui terminent si fréquemment la scène morbide dans le diabète, pourront intervenir également dans la production des hydropisies, non-seulement par la gêne de l'hématose, dont nous avons déjà parlé, mais aussi en restreignant

(1) Jules Cyr. Arch. gén. de médecine. Décembre 1877 et janvier 1878.

(2) Nous devons dire que Fourcault enduisit des animaux d'un vernis, afin de supprimer complètement les fonctions cutanées, et ne put produire l'hydropisie. — *In* de Vezeaux de Lavergne, lieu cité.

le champ circulatoire et en augmentant par suite, dans le reste du système, la pression veineuse.

Les différentes causes que nous avons énumérées peuvent ne manifester leur action qu'à l'occasion d'une circonstance adjuvante et occasionnelle, comme dans le mal de Bright. Ces causes occasionnelles peuvent être les causes morales, terreur, colère, etc., le froid qui semble avoir dans plusieurs de nos observations (observ. I, XXIII), présidé à la formation de l'hydropisie, l'ingestion d'une grande quantité de liquide froid. Marchal raconte à ce sujet l'histoire d'un gendarme qui, au milieu d'un état excellent de santé, fut pris d'une anasarque généralisée et considérable, quelques moments après l'ingestion d'une grande quantité d'eau.

Que penser de l'opinion de Marchal qui considérait l'œdème comme une manifestation cutanée du diabète, sinon que cet illustre observateur se payait de mots ou bien n'avait en vue que cet empâtement œdémateux qui précède la gangrène et les troubles trophiques et inflammatoires si fréquents chez les glycosuriques (observ. VI)? Nous ne saurions terminer ce trop court chapitre, que nous consacrons à l'étiologie de nos œdèmes, sans signaler une explication particulière de la production de l'ascite chez les diabétiques, donnée par M. Hanot (1) récemment, il est vrai, sous forme d'hypothèse. D'après cette observation, qui nous donna un moment l'espoir d'étudier une cirrhose diabétique problématique, l'ascite devrait être rapportée à une gêne de la veine porte, causée par une cirrhose intra-

(1) Voir le passage in extenso, p. 12.

lobulaire. Malheureusement, l'autopsie du malade de l'observation X n'est pas venue nous confirmer dans cette opinion. D'ailleurs chez plusieurs de nos malades (observ. IX), qui présentèrent de l'ascite, on ne trouva à l'autopsie qu'un foie congestionné, mais impuissant à gêner considérablement la circulation forte.

SYMPTOMES, MARCHE ET PRONOSTIC.

Nous baserons cette étude principalement sur l'analyse des observations que nous avons recueillies dans les auteurs et de celles qui nous sont personnelles, et que nous avons rassemblées dans ce travail. Ce mode d'étude nous est forcément imposé par l'absence de descriptions des hydropisies diabétiques; d'ailleurs, nous serons bref, car nos œdèmes ne présentent pas de caractères qui soient spécialement propres au diabète.

Il est évident que la sémiologie et le pronostic de l'épiphénomène œdème, chez nos malades, ne sauraient être univoques. Multiples en sont les causes, variables doivent en être les manifestations et la terminaison.

Cependant, l'étude attentive des cas que nous présentons ici ne peut faire méconnaître, dans les hydropisies, chez les diabétiques, un certain air de famille qui semblerait prouver qu'elles sont souvent le produit de causes complexes et combinées.

Si nous considérons l'œdème, suivant ses causes, nous constatons d'abord que celui que produit l'altération rénale devient, suivant la judicieuse remarque de Leudet, rapidement général, qu'il atteint un degré plus considérable que les autres œdèmes et qu'il s'accompagne de symptômes généraux qui manquent dans l'hydropisie sans albuminurie.

Les phénomènes relatés, dans les observations, I, IV, V et XII sont en parfaite concordance avec cette description. Marchal insiste même beaucoup sur le cas de M. Tessier (observ. V) qui succomba rapidement sous des attaques éclamptiques répétées. Pour Marchal, en effet, l'éclampsie ne serait que la conséquence d'un œdème péricrânien, d'origine rénale.

Nous devons faire toutefois observer que, contrairement à l'affirmation de Rayer, qui déclare que l'hydropisie brightique débute toujours par la face, chez la femme Houssard (observ. IV) et chez le malade de M. Bucquoy (observ. XII) c'est par les membres inférieurs que débuta l'œdème.

Quant aux œdèmes qui doivent manifestement être rattachés à une oblitération veineuse, leur description est des plus simples. Leur siége est rigoureusement le même que celui du territoire que dessert la veine obturée, et les belles observations de Bouillaud et de Corbin montrent qu'il en est de même dans tous les cas d'oblitération veineuse. Leur apparition est rapide et le début a lieu dans les parties périphériques le plus éloignées du caillot (observ. III); enfin, ils ne s'accompagnent pas de symptômes graves et guérissent rapidement.

Le pronostic de cette variété d'œdèmes, bien différent de celui des œdèmes brightiques, est donc relativement bénin. Il n'en est plus de même du pronostic des œdèmes, dits cachectiques.

C'est, en effet, aux périodes ultimes de l'affection, lorsque les organes sont atteints dans leurs fonctions vitales, alors que la mort l'emporte déjà sur la vie, résultat de l'intégrité de ces fonctions qu'apparaissent les œdèmes cachectiques, signes avant-coureurs de décomposition. Leur marche est lente, mais constamment croissante jusqu'à la terminaison fatale ; ils débutent par les extrémités inférieures, pour obéir aux lois de la pesanteur, et de là s'étendent vers les parties supérieures du corps ; la position horizontale les fait quelquefois disparaître.

Reste une quatrième classe d'œdèmes, de beaucoup les plus intéressants. Leur marche est aussi irrégulière que leur origine est obscure. Tantôt, débutant par les membres inférieurs, ils envahissent en quelques jours (observ. II, X), en quelques heures parfois (observ. I), toute la moitié inférieure du corps, et peuvent même s'étendre jusqu'au tronc ou à la face (observ. II, XI) ; tantôt, au contraire, l'ascite est la première manifestation de l'hydropisie qui, consécutivement, devient générale (observ. X, XI). Évoluant rapidement, comme nous le faisait remarquer M. Brouardel, à l'occasion du malade de notre observation X, ils diffèrent complètement des œdèmes cachectiques, et par cette marche aiguë, et par le moment de leur apparition qui n'est quelquefois pas éloigné du début du diabète.

CONCLUSIONS

Les œdèmes qui surviennent chez les diabétiques peuvent être classés sous quatre chefs principaux.

Des hydropisies, semblables à celles des albuminuriques, placées sous la dépendance de lésions rénales.

Des hydropisies, rigoureusement limitées à un territoire, veineux, produites par une thrombose veineuse.

Des hydropisies, lentes à se produire, persistantes, soumises aux lois de la pesanteur, reconnaissant pour cause la cachexie diabétique.

Enfin des hydropisies irrégulières, pouvant occuper toutes les régions du corps, offrant une marche rapide, quelquefois suraiguë, et créées par des causes productrices multiples, que l'état actuel de la science ne permet pas encore d'élucider.

OBSERVATIONS.

Obs. I. — M. Féréol, hôpital Saint-Louis. *Diabète sucré, autopsie.* lu par M. Carrière à la Société médicale d'observation (1).

Le nommé X... âgé de 26 ans, entre le 3 octobre 1867, à l'hôpital St-Louis, salle Napoléon, n° 2, pour se faire soigner d'un diabète.

Il nous fournit les renseignements suivants sur ses antécédents. Les parents se sont mariés, l'un à 21 ans, l'autre à 16 ans. Le père est du Nord, et a succombé à une maladie de poitrine à l'âge de 42 ans, après quatre ans de maladie. La mère est du midi de la France ; elle est morte en couches, en donnant le jour à notre malade. Il a eu deux sœurs mortes jeunes de maladies de poitrine. Elevé dans le Nord, il était fort et robuste et avait toujours habité la campagne jusqu'à l'âge de 10 ans, époque à laquelle il vint demeurer à Paris. En pension jusqu'à 16 ans, il n'a été malade qu'une fois, d'une fluxion de poitrine, dit-il. A 16 ans, il embrasse l'état de menuisier en voiture, vit à son aise, ne faisant aucun excès et jouissant d'une bonne santé. En janvier 1866, il s'aperçoit que ses désirs génésiques ont diminué, qu'il se fatigue plus vite qu'auparavant, cependant il peut continuer son travail. Au milieu de juin 1866, il remarque que, sans aucune cause connue, son appétit et sa soif ont augmenté, qu'il urine davantage, que les érections sont plus espacées, de moins longue durée et moins complètes; il se fatigue plus rapidement. Il attribue tous ces phénomènes à de l'affaiblissement et n'en continue pas moins à travailler.

En février 1867, diarrhée abondante pendant une quinzaine de jours, avec conservation et même plutôt augmentation de l'appétit et de la soif. Les selles étaient claires comme de l'eau et n'étaient accompagnées ni de ténesme, ni de coliques. La faiblesse augmente au point de l'obliger à interrompre son travail, puis il est pris, sans aucune cause appréciable, d'un accès de fièvre pendant la nuit (sentiment de fièvre, chaleur brûlante pendant quelques instants, puis sueur profuse pendant une heure et demie).

A la suite de cet accès, il est pris d'une soif très-vive, se lève

(1) Gazette des hôpitaux, 1870, n° 31 et 32.

de son lit, et absorbe plusieurs litres d'eau froide ; peu d'instants après, il urine en quantité considérable. Les jours suivants il prend beaucoup d'aliments et de boissons, pour satisfaire à ses besoins qui ont augmenté d'une façon remarquable. Les besoins deviennent tels que ses ressources pécuniaires ne lui permettent plus d'y subvenir. Le 16 avril, à bout de ressources, il entre à l'hôpital du Midi, dans le service de M. le Dr Simonnet. Là, on constate l'existence du sucre dans l'urine ; il est soumis à un régime azoté et traité par le bicarbonate de soude, sous forme de solution de Vichy (deux grammes par jour). Il sort, le 25 juillet, ayant le même appétit, et la même soif, mais ses forces sont revenues.

Du 25 juillet au 1er septembre, il séjourne à la campagne dans sa famille ; là, il mange de tout ce qu'il trouve, surtout du lard et du jambon, et boit beaucoup de bière. D'après le conseil de M. Simonnet, il fait beaucoup d'exercice. Malgré cela, l'affaiblissement survint de nouveau. Le 1er septembre, il revint à Paris, afin de se faire soigner, car il urine en si grande abondance et si souvent que son sommeil en est troublé. Le 10 septembre il va voir M. le professeur Bouchardat, qui dose son urine et y trouve 86 0[0 1000 de sucre. La quantité d'urine excrétée est de 15 à 16 litres par jour.

Une fois même il a uriné 22 litres, après s'être rempli d'eau à une fontaine publique. Le traitement prescrit était : dix grammes de bicarbonate de soude par jour, manger à son appétit et faire de l'exercice. Le 20 septembre, trouvant qu'il n'y avait pas d'amélioration dans son état, il cesse l'usage du bicarbonate de soude. Le 5 octobre, il entre à l'hôpital St-Louis à bout de ressources. Le 8 octobre, on constate les faits suivants :

Le malade est un jeune homme de taille moyenne, à tempérament lymphatique paraissant avoir de l'embonpoint, mais celui-ci est plus apparent que réel ; en effet, en l'examinant avec attention on constate un tremblotement de la partie inférieure de la face, occasionné évidemment par de la sérosité infiltrée. La paupière supérieure est légèrement boursouflée, l'abdomen est distendu non-seulement par une certaine quantité de sérosité épanchée, mais encore par la dilatation de l'estomac, ainsi que nous le fait remarquer M. le Dr Féréol. La paroi abdominale ne présente pas d'infiltration ni les organes génitaux, ni les membres inférieurs. La peau, naturellement blanche, a conservé sa sensibilité et sa température, ne paraît pas altérée au toucher. Elle est le siége d'une sécheresse bien marquée ; mais on constate sur le cuir chevelu, dans les aisselles, aux plis de l'aîne et dans la rainure interfessière, une moiteur manifeste. Le malade nous dit que lorsqu'il transpire, c'est à ces régions que la sueur s'écoule, mais qu'elle n'est jamais abondante.

Les cheveux sont clair-semés ; depuis deux mois, il en a beaucoup perdu, ce qu'il attribue à la transpiration qui les maintient constamment dans un certain degré d'humidité. Les yeux sont larmoyants ; le liquide qui s'en écoule rougit le papier de tournesol et a une saveur sucrée. Les pupilles sont habituellement dilatées, la vue est un peu affaiblie. L'examen ophthalmoscopique, fait par M. Bouisseau, interne de M. le Dr Foucher, ne révèle aucune altération des milieux, mais simplement un peu d'anémie ; du côté gauche, il existe une légère excavation de la papille, mais elle paraît être physiologique.

A l'auscultation de la poitrine, on constate une expiration prolongée au sommet droit et en avant ; l'inspiration y est saccadée. Au sommet gauche, il n'y a qu'un peu de rudesse de la respiration. La percussion révèle l'existence d'une matité légère au niveau de la région sous-claviculaire droite. Pas de toux, ni d'expectoration Il y a dix-huit inspirations par minute. Le cœur paraît sain ; il n'y a pas de souffle dans les vaisseaux du cou. Le pouls est à 88 et la température prise dans l'aisselle est de 37°.4.

Le pénis présente, au niveau du méat urinaire, une rougeur que le malade nous dit être plus marquée par moments et être le siége de démangeaisons. La chemise présente en avant des taches empesées, dues à l'urine ; le pantalon présente aussi des taches, qui paraissent formées par une poussière blanchâtre. La quantité d'urine excrétée dans les vingt-quatre heures depuis la veille est de 16 litres. Elle est limpide, décolorée, mousseuse et a un goût sucré. Elle donne, par la réaction, avec la potasse, une coloratio brun foncé très-marquée.

On constate encore la présence du sucre au moyen de carbonate de potasse, du sous-nitrate de bismuth et de la liqueur de Bareswill.

M. Lutz trouve au saccharimètre 68 p. 1000 de sucre. Le malade a ingéré 8 litres de boisson. Il ne peut pas dormir la nuit, étant obligé de se lever à chaque instant pour uriner et pour boire ; il boit, en effet, souvent et beaucoup à la fois. Il a remarqué que l'eau et le vin calment plus sa soif que la tisane de réglisse. Une autre cause d'insomnie, sont des agacements dans les jambes, ainsi qu'un sentiment désagréable de chaleur sur tout le corps, particulièrement aux pieds. Aussi a-t-il toujours refusé de se couvrir dans le lit et de mettre ses chaussettes.

Traitement. — Régime azoté (pain de gluten, viandes rôties et vin).

9 octobre. Le malade a mangé un kilo et demi de viande bouillie et rôtie, a bu 8 litres, dont 2 litres de vin. Il a uriné 12 litres. T. 37°,4.

10 octobre. Symptômes d'embarras gastrique. Le pouls est à 88.

Le malade n'a bu que 5 litres et des bouillons. Il a uriné 6 litres.

11 octobre. Même état, 5 litres de boissons, 5 litres d'urine.

12 octobre. L'appétit revient. Pouls 84; temp. 37°,4; 9 litres de boisson, 6 litres d'urine.

13 octobre. Le malade se sent tout à fait bien; il a beaucoup mangé, comme d'habitude. Il se sent pris de dégoût pour le pain de gluten.

	Liquide ingéré.	*Urine excrétée.*	*Sucre.*
13 octobre.	10 litres.	13 litres.	»
14 —	8 —	10 —	»
15 —	8 —	13 —	»

La malade ne peut plus prendre de pain de gluten. Le soir œdème généralisé sans cause appréciable. Refroidissement probable Un peu de tristesse. On l'engage à faire beaucoup d'exercice. Température, 36°,8.

16 octobre	6 litres.	10 litres.	»
Température, 36°,8.			
17 octobre.	5 litres.	10 litres.	»
18 —	5 —	10 —	»
19 —	5 —	8 —	»
20 —	5 —	8 —	76 p. 1000.
L'œdème a complètement disparu.			
21 octobre.	6 litres.	10 litres.	»

Traitement par l'eau salée (vingt grammes de chlorure de sodium dans les deux litres d'eau); même régime (1|2 kilogramme de viande.

22 octobre.	8 litres.	13 litres.	»
23 —	8 —	8 —	»
24 —	8 —	8 —	56 p. 1000.
25 —	8 —	8 —	»

Le 26. Le malade urine moins souvent, il peut dormir la nuit. Ses forces lui paraissent augmentées.

Le 31. Depuis le 26 octobre, même quantité de liquide ingéré (8 litres), et d'urine excrétée (8 litres). Sucre, 48, p. 1000.

1er novembre. Le malade mange un peu moins. Il se dégoûte de la viande bouillie qu'on lui donne souvent. Il sort beaucoup.

Le 5. Même quantité de boisson et d'urine (8 litres de chaque).

Le 6. On suspend le chlorure de sodium. La peau est chaude, il y a de la fièvre. A l'auscultation, on constate que la respiration est prolongée, et qu'il y a quelques craquements. Boisson, 7 litres; Urine, 8 litres.

Le 7. Respiration améliorée, craquements plus nombreux et mêlés de souffle, on entend quelques râles crépitants. Le malade n'a pas mangé, il a bu 4 litres et uriné 6 litres.

Le 8. Même état. Boisson, 4 litres; urine, 6 litres.

Le 9. Le matin, on trouve le malade en proie à une dyspnée extrême, 48 inspirations par minute. Pouls fréquent, 116 pulsations. La peau est brûlante, très-sèche, l'appétit est complètement perdu, la cavité buccale est d'une sécheresse excessive. Maigreur contrastant avec l'état bouffi des jours précédents. Le malade a froid. T. 39. Boisson, 4 litres ; urine, 2 litres.

Le soir, dyspnée excessive et cyanose qui augmentent jusqu'à cinq heures du matin, le 10 novembre, moment auquel le malade est mort.

Autopsie. L'autopsie a eu lieu trente-et-une heure après la mort, par un temps sec.

Le cerveau est congestionné. Rien d'appréciable dans le quatrième ventricule, ni à l'œil nu, ni à l'examen microscopique fait par M. Cornil.

Poumons. Pneumonie au troisième degré des lobes supérieurs du poumon droit. L'examen microscopique de ces organes donne les résultats suivants :

Il existe tous les signes d'une hépatisation grise. Par la pression, on fait sortir un liquide tout à fait analogue, par ses propriétés, au pus. Les alvéoles pulmonaires sont remplies de globules de pus.

Les cloisons des alvéoles sont généralement épaissies et infiltrées de pigment noir, surtout autour des gros vaisseaux, comme cela a lieu dans les pneumonies interstitielles et chroniques, quelles que soient d'ailleurs leurs causes.

Le cœur et ses vaisseaux sont intacts.

Abdomen. Sérosité en certaine quantité dans la cavité abdominale. Le foie est congestionné et volumineux et présente un commencement de dégénérescence graisseuse. Les reins ont conservé leur forme, leur volume, leur couleur et leur consistance habituelle. La membrane propre s'enlève facilement. A la coupe, décoloration de la substance corticale, qui est un peu plus saillante, d'aspect légèrement tomenteux, tandis que la substance médullaire est plus foncée. Celle-ci est comme comprimée par la substance corticale.

Au microscope, M. Cornil trouve que la surface de section de la substance corticale a une couleur grisâtre opaque. Les tubes urinifères étaient tous remplis de cellules présentant des granulations graisseuses assez grosses, de $0^{mm},2$ à $0^{mm},3$ de diamètre. Les glomérules de Malpighi étaient normaux, ainsi que les vaisseaux. Cet état gras du rein représente le deuxième degré de Frerichs.

OBS. II. — Fait de M. Fritz (1). (Professeur Lasègue). — *Diabète, subalbuminie, abcès, furoncles, plaques érythémateuses, douleur vive de l'urèthre dans la miction, ictère, phlegmon diffus du tissu cellulaire sous-péritonéal du bassin. Mort. Péritonite, tubercules pulmonaires, ecchymoses et plaques hémorrhagiques dans l'estomac, atrophie du lobe gauche du foie et hypertrophie du lobe droit, avec coloration brun rougeâtre uniforme.*

Georges M..., âgé de 35 ans, ébéniste, né à Epfig, Bas-Rhin, habitant Paris depuis plusieurs années, entre le 6 février 1861 à l'hôpital Saint-Antoine (service de M. Lasègue, salle Saint-Augustin, n. 19).

C'est un homme intelligent, qui donne sur sa maladie des renseignements assez précis. A part une fièvre typhoïde qu'il a eue à l'âge de 20 ans, il a toujours joui d'une fort belle santé. Exempt de tout héritage morbide, il n'a pas eu la vérole, et quoique marié

(1) Gazette des hôpitaux, 2 septembre 1862.

et père de trois enfants, il était fortement constitué et avait habituellement le teint très-coloré.

Il y a deux ans, au commencement de 1859, sa femme et son beau-frère, qui se trouvaient alors à son village natal, furent atteints presque simultanément d'une fièvre typhoïde grave. Il quitta Paris pour leur prodiguer, pendant près de trois mois, les soins les plus assidus, dormant à peine, passant une partie de ses nuits auprès de leur lit, en proie à une vive inquiétude et travaillant beaucoup; il supporta d'ailleurs assez bien ces fatigues, et, sorti de cette épreuve, il revint à Paris, sans avoir éprouvé la plus légère indisposition.

Huit ou quinze jours après son retour, il commença à se sentir fatigué, il n'allait plus au travail avec sa vigueur accoutumée. Il maigrissait et était tourmenté par une soif très-vive; il urinait beaucoup plus que d'habitude. En même temps, appétit exagéré (sans préférence pour les aliments amylacés), constipation opiniâtre; un peu d'essoufflement, diminution des appétits sexuels; insomnie, alors même que le sommeil n'était pas interrompu par le besoin d'uriner. Six semaines ou deux mois après le début de ces symptômes, qui s'aggravaient progressivement, apparition d'un œdème assez considérable des extrémités inférieures et des bourses, d'un peu de bouffissure de la face, qui persistèrent pendant deux mois et disparurent à la suite de quelques purgatifs et bains de vapeur. Toutefois, même après la disparition de l'œdème et jusqu'au moment de l'entrée du malade à l'hôpital, les extrémités inférieures s'infiltraient un peu le soir, lorsque le malade était resté longtemps debout, ce qui disparaissait ensuite par le repos au lit. Un mois environ après la disparition de l'anasarque, un abcès du volume d'une noix environ se forma sans aucune cause apparente au niveau de la tête du radius droit; cet abcès qui, d'après les détails donnés par le malade, n'avait pas les caractères d'bn furoncle, s'ouvrit spontanément et ne tarda pas à se cicatriser. Un abcès plus volumineux apparut ensuite au pied droit et se cicatrisa rapidement après qu'on l'eut ouvert d'un coup de bistouri. Plus tard encore, un furoncle se montra à l'annulaire droit, un abcès se forma tout autour; abandonné à lui-même, il s'ouvrit et se combla en peu de temps. L'évolution de ces abcès avait occupé environ trois semaines. Les divers accidents énumérés plus haut s'aggravèrent peu à peu, et, arrivé à la fin de l'année 1859, ce malade qui n'avait jamais cessé de se livrer à ses occupations, était tellement affaibli qu'il ne pouvait plus qu'à grand' peine fournir une ou deux heures de travail par jour. Il était extrêmement affaibli et amaigri. A la même époque, les érections furent complètement supprimées, et le malade n'a pu se livrer au coït depuis ce moment; il avait seulement de temps en temps des pollutions, accompagnées d'une érection incomplète et d'une sensation peu vive. L'hiver se passa tout entier dans un état précaire. Avec le retour des beaux jours, un mieux sensible se manifesta, et c'est seulement dans les derniers temps qu'un affaiblissement de plus en plus marqué a décidé le malade à entrer à l'hôpital pour se soumettre à un traitement méthodique, ce qu'il avait toujours négligé jusqu'alors. Aux symptômes énumérés précédemment se sont jointes depuis six mois une sensation de froid, plus prononcée dans les extrémités inférieures que dans le reste du corps, et, depuis quatre mois, des douleurs de reins intermittentes et se manifestant principalement par les temps de brouillards. La miction n'était pas douloureuse, mais le besoin d'uriner se faisait souvent sentir avec une telle vivacité que le malade, pris à l'improviste, mouillait ses vêtements. Il avait remarqué que l'urine, en s'évaporant sur son linge, l'empesait fortement. Dès le début de sa maladie, cet homme, qui était naturellement doux et paisible, avait senti lui-même que son caractère changeait; il devenait très sujet à s'emporter et faisait souvent sentir sa mauvaise humeur à sa femme, pour laquelle il avait toujours eu jusque-là beaucoup d'égards. Ajoutons qu'il n'avait jamais toussé et n'avait éprouvé aucun accident du côté de la vue. Quant à la quantité de liquide qu'il ingérait, il l'évaluait, en moyenne, de trois à cinq litres, mais cette estimation était probablement au-dessous de la réalité. Il buvait de préférence de l'eau fraiche, et assure que la quantité d'urine évacuée était toujours supérieure à celle des boissons.

État actuel, le 6 février. Amaigrissement considérable, évalué par le malade à 17 kilogrammes depuis le début de la maladie, pâleur générale. Pas de sécheresse de la peau. Pouls calme, de force modérée. Appétit considérable, très-mal assouvi par les quatre portions de l'hôpital. Langue belle. Digestions bonnes. Pas de constipation, ni de diarrhée. Soif très-vive, urines extrêmement abondantes. Pas de douleurs de reins, ni d'œdème. Sommeil agité, insomnies prolongées. Pas de signes de tubercules pulmonaires.

Augmentation de volume des reins démontrée par la percussion. Rien de particulier du côté du foie. Aucun trouble des fonctions cérébrales. Le malade se lève, mais une sensation de lassitude générale l'empêche de se livrer à aucun exercice pénible.

Pendant les premiers jours qui suivirent son entrée à l'hôpital, il n'éprouva pas d'accident nouveau. Les urines, émises dans la proportion de dix litres environ dans les vingt-quatre heures, étaient très-peu colorées et contenaient 86 à 88 grammes de glycose par litre, mais pas d'albumine. Avec une alimentation mixte, le malade fut mis d'abord à une médication alcaline, qui ne produisit pas d'amélioration.

A partir du 21 février les jambes s'infiltrèrent, et l'œdème occupant bientôt les extrémités inférieures tout entières les bourses et la verge arrivèrent rapidement à un degré très-considérable. En même temps, les urines devinrent plus abondantes, quoique la soif fut moins vive, elles ne contenaient d'ailleurs pas d'albumine. La médication alcaline fut supprimée et le malade fut mis à l'usage de divers purgatifs et des bains sulfureux sans que l'œdème diminuât.

Le 10 mars, le traitement par les purgatifs fut remplacé par l'administration de la levûre de bière à l'intérieur, et ce moyen fut continué jusqu'au 25 mars, en portant successivement la dose depuis 20 grammes jusqu'à 120 grammes. En même temps le malade mangeait trois portions et deux côtelettes supplémentaires; eau vineuse pour boisson ; bordeaux, 120 grammes : bains sulfureux tous les deux jours.

Dès le second jour de ce traitement, l'œdème des extrémités inférieures et des bourses commença à diminuer, et le 24 il avait complètement disparu. Dans les premiers temps de l'administration de la levûre de bière, on observa, à plusieurs reprises, un météorisme succédant assez rapidement à l'ingestion du médicament et se terminant au bout de quelques heures par l'expulsion d'une grande quantité de gaz par l'anus. Cette flatulence cessa d'ailleurs bientôt de se manifester et les fonctions digestives ne furent pas autrement affectées. Les symptômes de ce diabète ne se modifièrent en aucune façon.

Le 27. Le malade se plaignit d'une vive céphalalgie frontale, d'une exacerbation tout à fait intolérable de la soif et de douleurs à la région épigastrique. Langue sèche, perte de l'appétit, peau ardente, pouls fréquent, dur. A la face dorsale des poignets et des avant-bras apparaissent des plaques érythémateuses irrégulières, d'une nuance un peu livide, disparaissant sous la pression du doigt, ne s'accompagnant d'ailleurs ni de douleur ni de démangeaisons. La quantité des urines avait diminué au moins de moitié, elles étaient fortement colorées, déposaient une grande quantité de sels et exhalaient une forte odeur ammoniacale. En même temps, le malade se plaignait de ténesme rectal pénible, sans diarrhée et d'une douleur vive le long du canal de l'urèthre pendant l'acte de la miction. Extrait d'opium 5 centigrammes.

Les deux jours suivants, l'état du malade resta stationnaire.

Le 30. Le ténesme ano-vésical était plus intolérable que jamais. Les douleurs, d'abord localisées dans la région épigastrique, avaient envahi tout l'abdomen, qui était un peu météorisé et sensible à la pression. Le malade se plaignait d'éprouver dans tout le ventre une sensation de chaleur brûlante. Il souffrait également beaucoup des reins et le long de l'épine dorsale. La fièvre persistait, intense, avec sécheresse de la langue, soif intolérable. La face, anxieuse et un peu décomposée, avait une coloration terreuse, un peu jaunâtre, et les sclérotiques présentaient une très-légère teinte ictérique. Bain général, cataplasmes laudanisés.

1er avril. L'ictère, très-léger d'ailleurs, était général. Les taches érythémateuses avaient envahi la partie inférieure des bras. Le ventre était plus ballonné et plus sensible, et les douleurs que le malade y ressentait prenaient de plus en plus d'acuité. Ténesme ano-vésical persistant, sans évacuations alvines; pas de vomissements. Pour le reste même état que la veille. Les urines ne contiennent pas 4 pour 1000 de sucre. Glace à l'intérieur, frictions sur l'abdomen avec une pommade composée d'axonge, 4 grammes; extraits d'opium et de belladone, 2 grammes; après les frictions, applications froides, lavement glacé.

Le 2. Affaissement profond, coloration ictérique plus manifeste, langue brûlée, pouls précipité, misérable, peau brûlante, apparition de nouvelles taches érythémateuses aux jambes, oppression, ventre de plus en plus ballonné, vomissements, constipation. Eau de seltz, glace, lavement purgatif.

Le malade s'affaisse rapidement après et succombe à deux heures de l'après-midi.

Autopsie le 4 avril, à huit heures du matin.

Coloration ictérique peu intense de tout le tégument externe, émaciation considérable.

Cavité crânienne. — Pas d'épanchement sous-arachnoïdien, substance cérébrale ferme, saine; quelques gouttes de sérosité dans les ventricules latéraux.

Le quatrième ventricule, examiné avec le plus grand soin, n'est le siége d'aucune lésion notable. Sur son plancher et dans l'épaisseur des pédoncules cérébelleux supérieurs, on voit quelques veines plus volumineuses que cela n'est habituel, et les vaisseaux de la partie sous-jacente du bulbe et de la protubérance sont également un peu injectés.

En outre, les plexus choroïdes du quatrième ventricule sont un peu plus volumineux et plus consistants qu'on ne les trouve habituellement, mais ces particularités ne sont pas assez tranchées pour qu'on puisse les considérer comme dépassant les limites des variations individuelles de l'état physiologique. Le reste de l'encéphale est parfaitement sain.

Cavité buccale. — La langue est recouverte d'un enduit brun épais, tout à fait sec. La plupart des dents sont détruites par la carie jusqu'à leurs racines.

Cavité thoracique. — Rien de particulier à noter pour le cœur. Rien dans les plèvres. Les lobes inférieurs des deux poumons sont un peu engoués. Le lobe supérieur du poumon gauche contient à son centre une cavité irrégulière, du volume d'une noix, remplie par de la matière tuberculeuse analogue à du mastic de vitrier. Autour de cette cavité, et en contact immédiat avec ces paroi, étaient agglomérés cinq ou six tubercules du volume d'une ouise ou d'un haricot, renfermés chacun dans une espèce de kyste résistant, d'une consistance presque cartilagineuse, et mesurant au moins un demi-millimètre d'épaisseur. La matière tuberculeuse y était jaune, opaque, sèche, assez dure, approchant de la dureté calcaire dans quelques points. Au centre de chacun de ces tubercules, on voyait une tache noire, pigmentée, d'une forme irrégulièrement étoilée. Un seul parmi eux arrivait au contact de la plèvre par une de ses extrémités. A ce niveau, la séreuse était déprimée, froncée et, dans une zone de 2 centimètres de diamètre tout autour, elle était épaissie. La matière ramollie du tubercule le plus volumineux ne contenait d'ailleurs pas une seule bulle d'air, et tous les dépôts, étroitement serrés les uns contre les autres sans interposition de tissu pulmonaire, formaient une seule masse irrégulière, autour de laquelle le tissu pulmonaire était parfaitement sain. On n'y voyait ni tubercules naissants ni aucune de ces lésions de voisinage qui manquent si rarement dans la phthisie pulmonaire. La plèvre n'était d'ailleurs adhérente nulle part, et il n'existait pas un seul tubercule dans le reste des poumons ni dans les ganglions bronchiques.

Cavité abdominale. — Le ventre était météorisé, mais toutefois sans tympanite excessive.

Le péritoine contenait quelques cuillerées d'un liquide grisâtre, un peu purulent, et tenant de petits flocons fibrineux en suspension. Dans la cavité du petit bassin, dans la fosse iliaque droite et sur le bord interne de la fosse iliaque gauche, la séreuse, un peu injectée dans quelques points, était en grande partie recouverte de fausses membranes fibrineuses, faciles à déchirer; par l'intermédiaire de ces fausses membranes évidemment récentes, plusieurs anses intestinales étaient, dans les points correspondants, soudées au péritoine pariétal.

L'estomac, dont le volume n'avait rien d'exagéré, était le siége, vers le cardia et au pylore, d'une injection pointillée ou striée, mélangée de petites ecchymoses presque microscopiques, situées dans l'épaisseur de la muqueuse, et disposées sous forme de deux ou trois plaques irrégulières.

Quelques plaques de congestion hémorrhagique, analogues à celles de l'estomac, existaient dans le duodénum, dans la partie supérieure du jéjunum, et dans la partie contiguë de l'iléon. La muqueuse de la partie supérieure de l'intestin grêle présentait une lésion très-frappante : c'était une véritable hypertrophie, surtout remarquable dans les valvules conniventes, qui étaient presque doublées de volume.

Un épaississement beaucoup plus considérable encore se remarquait dans la muqueuse du rectum, et toutes les tuniques de cette partie de l'intestin participaient plus ou moins à cette altération.

Dans les tuniques externes, elle était constituée par une espèce p'infiltration gélatineuse, qui se continuait tout autour du rectum, avec une lésion très-remarquable du tissu cellulaire du petit bassin.

Le tissu cellulaire sous-péritonéal de toute cette région était le siége d'un véritable phlegmon diffus, qui, dépassant en avant la symphyse et les branches horizontales du pubis de quelques centimètres, avait envahi également les deux fosses iliaques et une partie du tissu cellulaire situé au-devant du psoas du côté droit. Cette lésion n'était pas arrivée dans tous les points au même degré d'évolution.

Sur le côté droit, et en arrière du rectum et dans la fosse iliaque du même côté, le tissu cellulaire était infiltré d'une matière gris verdâtre, moitié fibrineuse, moitié purulente ; il était considérablement épaissi, dur, lardacé dans quelques points, friable, et se réduisant facilement en grumeaux dans d'autres.

L'aponévrose d'enveloppe du muscle iliaque était éraillée, détruite dans une petite étendue par cette infiltration, qui avait atteint jusqu'aux fibres les plus superficielles du bord interne de ce muscle Dans la moitié gauche du petit bassin, dans la fosse iliaque du même côté, derrière la vessie, l'infiltration, qui triplait et quadruplait l'épaisseur du tissu cellulaire, avait un aspect gélatineux ; elle était jaunâtre, formée en partie par de la sérosité, en partie par une matière fibrino-albumineuse, transparente presque partout, opaque dans quelques points.

C'est dans la région envahie par ce phlegmon diffus que le péritoine présentait les altérations décrites plus haut. La dissection la plus minutieuse ne révéla ni dans le squelette ni dans les viscères (rectum, vaisseaux, prostate, etc.) aucune lésion à laquelle on pût rapporter l'inflammation du tissu cellulaire.

La vessie était très-volumineuse. Sa muqueuse était vivement injectée au niveau du col et de la face postérieure, et présentait en outre plusieurs épaississements circonscrits, au niveau desquels les couches superficielles étaient fortement œdématiées. La prostate était très-petite ; elle avait à peine la moitié des dimensions habituelles chez l'adulte.

Le lobe gauche du foie était atrophié, très-aminci, flasque, et présentait une coloration brunâtre. Le lobe droit, au contraire, était très-volumineux ; le parenchyme y avait une coloration brun rougeâtre uniforme : il était plutôt cependant aminci que congestionné. Dans une partie de son étendue, près du ligament suspenseur, il était complètement décoloré, analogue à de la cire jaune. La vésicule biliaire contenait une assez grande quantité de bile jaunâtre. Rate un peu augmentée de volume, friable. Pancréas sain. Reins volumineux, mesurant 12 centimètres en long. Les deux substances, coloration chair d'anguille toutes deux, étaient le siége d'une congestion manifeste, disposée sous forme de stries. La capsule se détachait d'ailleurs facilement; la surface des reins était lisse et unie, et il n'y avait pas de catarrhe des bassinets. Les testicules ne semblaient être nullement altérés, ni dans leur volume, ni dans leur structure.

Obs. III. — *Diabète sucré sans accidents graves; plusieurs cures aux eaux de Vichy; disparition de la glycosurie par moments; dans une de ces rémissions, œdème survenant rapidement dans toute l'étendue d'un membre inférieur, avec oblitération de la veine crurale de ce côté; guérison de l'œdème* (1).

M. M..., âgé de 54 ans, agent d'affaires, d'un embonpoint considérable, m'a consulté bien des fois, de 1862 à 1868, pour un diabète dont le début ne peut être précisé; depuis longtemps avant le premier examen que je fis de M. M..., en 1862, il avait été tourmenté par une soif incommode, même en hiver. Ses forces musculaires avaient beaucoup diminué, de même que l'étendue de la vision; son embonpoint était resté le même. L'examen de l'urine me fit connaître la présence, dans ce liquide, d'une grande quantité de glycose. Je prescrivis le régime animal, l'absence des féculents et les eaux alcalines. De 1862 à 1864, M... suivit très-irrégulièrement ce régime; le glycose fut toujours constaté dans l'urine à partir de cette époque; M... fit trois saisons aux eaux thermales de Vichy. Cette médication, aidée par un régime suivi plus exactement, amena les plus heureuses modifications dans l'état du malade; la soif, la boulimie disparurent, et le glycose disparut de l'urine.

En août 1867, je fus appelé auprès de M. M..., que je n'avais vu qu'à des intervalles éloignés. M. M... avait remarqué, depuis une dizaine de jours, un œdème douloureux, indolore d'abord, au pied gauche; de là, le gonflement s'était rapidement étendu à la cuisse: tout le membre était uniformément tendu, un peu luisant. La veine saphène interne gauche, dans son trajet à la cuisse, était dure et un peu douloureuse à la pression; il en était de même de la veine crurale gauche. Douleur spontanée accusée dans le jarret. Aucune

(1) Leudet. Clinique médicale de l'Hôtel-Dieu de Rouen, observation VII, page 289.

tuméfaction des ganglions lymphatiques de l'aine. Apyrexie; état général bon. M. M..., qui est un homme très-actif, a continué de s'occuper de ses affaires. Pas de boulimie ni de polydipsie. L'urine, examinée au début de l'accident et plusieurs fois dans le mois d'août, ne contenait ni glycose ni albuminurie. (Maintenir la jambe dans une position élevée, le pied au-dessus de la ligne horizontale; recouvrir la jambe de fomentations faites avec une décoction de guimauve et de pavot.)

Vers la fin du mois d'août, l'œdème diminue graduellement au niveau du mollet et du pied ; il persiste en dernier à la cuisse.

Au commencement de septembre 1867, M. M..., qui avait encore un peu d'*œdème du membre inférieur* gauche, partit pour Vichy; il y demeura un mois. L'analyse de l'urine démontra encore, à notre confrère des thermes, l'absence du glycose dans l'urine; l'œdème de la jambe disparut complètement pendant son séjour aux eaux. Depuis cette époque, j'ai rencontré fréquemment M. M..., qui m'a toujours donné de bonnes nouvelles de sa santé, et n'a pas eu de récidive de l'œdème. Au retour de Vichy, je ne trouvai plus aucune oblitération des veines saphène interne et crurale gauches. Je dois ajouter que M. M... n'a jamais eu de varices, et qu'il n'en a pas présenté depuis cet œdème. Jamais je n'ai trouvé chez lui de signes d'affection du cœur.

Ce fait, que j'ai rapporté en détail, pourrait donner lieu à une discussion. M. M... avait cessé d'être glycosurique ; cependant je n'ai pas hésité à rapporter l'oblitération veineuse au diabète, parce que les rémissions ont été si fréquentes chez M. M..., que je ne suis pas autorisé à le considérer comme guéri.

M. Leudet ajoute que l'oblitération vasculaire est indépendante d'une albuminurie, qu'elle survient sans symptômes sérieux et surtout sans indices d'une phlegmasie; enfin, que l'oblitération guérit rapidement. Ce dernier fait semblerait montrer que la coagulation du sang ne coïncide pas avec une altération grave des canaux vasculaires, et que l'adhérence de la fibrine n'empêche pas sa dissociation, son fractionnement, et surtout le rétablissement de la circulation sanguine.

Obs. IV. — *Hémiplégie de cause cérébrale; anesthésie cutanée, olfactive; attaques épileptiformes; diminution de la paralysie; deux ans après, diabète et albuminurie* (1).

Houssard (Catherine), âgée de 53 ans, femme de ménage, entre le 6 septembre 1853, à l'hôpital de la Charité, et est couchée au n° 3 de la salle Saint-Basile, dans le service de M. Rayer, auquel nous étions alors attaché comme interne.

Cette femme, pâle, amaigrie, d'un développement musculaire modéré, a toujours joui antérieurement d'une bonne santé. Elle a eu deux enfants : l'un à l'âge de 20 ans, l'autre à 22 ans ; l'un et l'autre sont morts. Menstruation supprimée depuis trois ans sans aucun malaise.

La maladie cérébrale a débuté il y a trois ans. En mai 1850, la femme Houssard était au jardin du Luxembourg, portant un enfant, quand tout à coup elle perdit connaissance et tomba sur le sol. Houssard fut portée à l'hôpital de la Pitié et soignée dans le service de M. Clément, suppléé alors par M. Aran ; elle y demeura sept mois. Paralysie de la face à droite, et du bras et de la jambe du même côté. Simultanément, douleurs accusées dans le milieu du dos, sur le trajet du rachis ; soubresauts dans les membres droits ; fourmillements et anesthésie cutanée.

Pendant son séjour à l'hôpital de la Pitié, Houssard avait déjà constaté une surdité de l'oreille droite, et une perte de l'odorat de la narine droite, ce qu'elle remarqua surtout par ce fait, qu'elle ne percevait pas l'odeur du tabac introduit dans la narine droite ; elle n'a jamais remarqué de dérangement dans la faculté gustative. Le lendemain de son arrivée à la Pitié, elle fut prise d'une attaque convulsive ; jamais, auparavant, elle n'en avait éprouvé d'aucune espèce. Pendant cette attaque convulsive, elle perdit connaissance, se mordit la langue ; elle n'avait pas, dit-elle, d'écume à la bouche. La perte de connaissance dura deux heures environ, et fut suivie d'un état d'affaiblissement des facultés intellectuelles. Une seconde perte de connaissance, avec mouvements épileptiformes, reparut peu de temps après, mais ne s'est pas renouvelée depuis. Le trai-

(1) Compte-rendu des séances et Mémoires de la Société de biologie, 2e série, tome IV, page 123 des Mémoires.

tement auquel elle fut soumise par M. Aran n'a pu nous être connu. Quand elle quitta l'hôpital de la Pitié, les symptômes paralytiques avaient diminué; mais la malade se servait encore très-incomplètement de ses membres du côté droit.

Au commencement de 1853, c'est-à-dire, il y a dix-huit mois environ, Houssard s'aperçut que ses forces diminuaient et que sa soif augmentait considérablement; ainsi elle était forcée de se lever la nuit pour satisfaire sa soif. Depuis un an, amaigrissement de près de 42 livres. Sa vue a été graduellement en s'affaiblissant depuis dix-huit mois; cet affaiblissement a été en augmentant, au point que la malade voit à peine à se conduire.

Entrée le 8 janvier 1853, à l'hôpital de la Pitié, elle fut alors placée dans le service de M. Grisolle; elle fut mise à l'usage de la viande rôtie et du pain de gluten. Elle sortit de l'hôpital, le 2 mai 1853. Pendant son séjour dans cet hôpital, elle eut une hémoptysie peu abondante de sang rutilant; elle ne toussait pas alors et n'était pas enrhumée.

Vers le milieu du mois de juillet 1853, Houssard fut atteinte d'une anasarque, dont elle remarqua les premiers signes aux membres inférieurs. Jamais elle n'a uriné de sang; jamais elle n'a éprouvé de douleurs dans les régions rénales ou aux lombes.

L'œdème, observé d'abord aux jambes, atteignit les organes génitaux externes et même la face; d'abord assez considérable, il diminua, et depuis est resté stationnaire.

Jamais Houssard n'a été sujette à de vives émotions morales; jamais elle n'a souffert des atteintes de la misère.

Au moment de l'entrée de la malade à l'hôpital de la Charité, nous la trouvons dans l'état suivant: Intelligence médiocrement développée; mouvements incomplets de la jambe droite; la progression est impossible sans le secours d'un appui; la force contractile du bras droit, surtout des trois derniers doigts de la main droite, est beaucoup moins développée que du côté opposé; anesthésie de la peau de la face, du tronc, du côté droit, et de la jambe et du bras droits. Nous avons malheureusement négligé de rechercher si la malade offrait la même anesthésie à la muqueuse de l'œil, de la langue, etc. Aucun trouble de la cornée; vue également faible des yeux; aucune dilatation des pupilles. Œdème des deux membres inférieurs peu considérable. Soif intense, appétit très-développé; la mastication est difficile pour les corps solides, les dents de la femme Houssard étant tombées longtemps avant la maladie actuelle, et les gencives n'étant pas assez fermes pour permettre la mastication.

Pas de vomissements ; constipation habituelle. L'urine est pâle, sans sédiment aucun, et donne à l'aréomètre un degré de densité considérable et, par l'acide nitrique, un précipité médiocrement abondant qui se dissout dans un excès d'acide. Par l'ébullition de l'urine on obtient un précipité floconneux. L'urine, chauffée avec addition d'un petit fragment de potasse caustique, prend une coloration noirâtre marquée et donne, chauffée avec la liqueur de Barreswil, un précipité jaune rougeâtre. La salive, examinée quelques jours après l'entrée, par M. C. Bernard, ne contenait pas de douleur gravative persistante dans la partie postérieure de la tête; quelques soubresauts par moments dans les membres du côté droit. (Une à deux bouteilles d'eau de Vichy ; 4 pots de décoction de réglisse ; 400 grammes de vin ; 5 côtelettes ; potages gras à la semoule de gluten ; pain de gluten de M. Durand (de Toulouse). On ajoute plus tard au traitement : 2 pilules d'extrait d'opium de 0 gr. 05 chaque et de l'iodure de potassium de 0 gr. 05 à un gramme par jour).

Pendant les deux mois passés par la malade dans les salles de M. Rayer, aucune amélioration ne se manifesta dans son état, mais le régime n'était pas fidèlement suivi, et nous pûmes nous assurer qu'elle mangeait en cachette du pain ordinaire et même des confitures au sucre.

Le 9 novembre 1853, Houssard quittait la Charité dans une situation identique à celle qu'elle présentait lors de son entrée. L'urine contenait toujours, en même temps, du glucose et de l'albumine.

Obs. V. — Fait de M. Jousset (1).

Mon regrettable maître J.-P. Tessier, était diabétique et, comme tel, il avait une éruption habituelle à la face palmaire des doigts ; de plus, il était sujet à des abcès furonculeux et à des anthrax. L'éruption des mains était squameuse, et, dans sa période d'augment, accompagnée de crevasses quelquefois très-profondes. Les abcès se développaient souvent aux aines et vers l'anus ; ils étaient assez petits et contenaient un pus rose, séreux et mal élaboré ; ils s'accompagnaient toujours d'une excessive faiblesse.

(1) *In* Marchal, de Calvi, p. 464, obs. XIX.

Pendant l'hiver 1861, Tessier fut pris d'un anthrax du dos, cet anthrax était énorme, et, quand l'eschare fut détachée, un verre à boire ordinaire aurait pu se cacher jusqu'à la moitié de sa hauteur dans la plaie. Après ce vaste anthrax, il s'en développa un second, beaucoup plus petit, dans le dos aussi.

A la suite de cette secousse, le malade resta faible et amaigri.

Dans le mois de juillet 1862, ayant pris une douche en pluie, il s'enrhuma et depuis il a toujours toussé.

La toux s'accompagnait de fièvre hectique, de petites hémoptysies et d'un amaigrissement de plus en plus rapide.

Cependant Tessier continuait son service lorsqu'un soir du mois de mai 1863 (le lundi 12), il fut pris d'une petite hémoptysie, puis bientôt après d'une sorte de somnolence qui dégénéra vite en coma, avec une paralysie faciale et un peu d'œdème de la face. Fièvre, toux, expectoration purulente ; émission involontaire des urines.

Dans la nuit du mercredi au jeudi, il fut pris subitement d'une violente attaque d'éclampsie et, à partir de ce moment jusqu'à sa mort, arrivée le vendredi, vers deux heures du matin, il offrit la succession des symptômes suivants : petites attaques éclamptiques, somnolence, puis retour complet de la connaissance.

Pendant ces moments de connaissance, son esprit était calme et lucide comme pendant son état de santé ; sa parole était claire, distincte et facile, et avait ce mélange de bonhommie et d'ironie qui lui était particulier. Mais cet intervalle durait rarement plus d'un quart d'heure. Une hallucination, habituellement effrayante, fixait son regard ; la perte de connaissance, la convulsion et le coma revenaient, puis de nouveau l'intervalle lucide.

Telle a été la fin d'un homme remarquable par sa grande intelligence médicale et cependant poursuivi après sa mort par l'intolérance et le préjugé.

Obs. VI. — Fait de Dupuy (de Fronsac) (1).

La femme Cerquin a 64 ans ; elle est mariée et même grand'mère; elle habite le village du Chat, commune de Saint-Aignan, canton de Fronsac ; son domicile est accessible à tous mes confrères, elle

(1) Union médicale, 13 juin 1861, p. 506.

est d'assez forte constitution ; son père est mort à 76 ans, sa mère à 90, elle a trois sœurs et deux frères. Ils n'ont rien eu de semblable ce qui lui arrive, à elle, aujourd'hui.

Il y a vingt-cinq ans, elle fut mordue au pied gauche, par une vipère ; elle prétend ne s'être jamais bien rétablie de cet accident qui lui laissa un œdème des membres inférieurs long à disparaître.

En 1835, elle se coupa la main droite, et fut quatre mois à guérir.

Avant d'être alitée, ses occupations étaient les soins les plus ordinaires du ménage ; vivant seule avec son mari, son alimentation, quoique femme de boucher, était plus végétale qu'animale.

Vers les premiers jours de l'hiver dernier (décembre et janvier), elle s'aperçut que ses pieds enflaient, et comme sa soif augmentait sans qu'elle urinât davantage, elle crut que ce gonflement venait du surcroît de liquide ingéré ; sa vue s'affaiblissait ; elle devenait sourde. Bientôt se fit sentir une douleur à la naissance du gros orteil droit, partie interne (c'était le pied gauche qui avait été autrefois piqué), puis survint une petite ampoule qui laissa voir sous elle un point noirâtre.

Pour la femme Cerquin, ce mal n'avait qu'une cause ; la pression de sabots rétrécis par de la braise.

Le repos, les bains de pieds, les cataplasmes ne soulageant pas, je fus appelé vers le 8 mars. Je la trouvai en proie à une vive inquiétude. Examen fait de son pied, je passai en revue les divers organes qui ne me présentèrent rien de remarquable. La petite plaie de l'orteil avait la largeur d'une pièce de dix sous; son aspect, sa marche ultérieure, les douleurs assez caractéristiques qui l'accompagnaient, etc., ne me permirent pas de partager longtemps les convictions de la malade sur son origine.

J'étais en présence d'une gangrène sénile dont la pression du sabot n'avait été que la cause révélatrice. Et tout en prescrivant les moyens qui me paraissaient les mieux indiqués je demandai les urines.

Il en fut porté à M. Rey, pharmacien qui s'empressa de m'informer qu'elles étaient certainement sucrées. Je le priai de m'en donner la preuve matérielle. Et grâce à son obligeance, dans la séance qui suivit celle où M. Musset nous avait produit son sucre diabétique, je pus, à mon tour, mettre sous les yeux de mes confrères deux échantillons, l'un d'une espèce de mélasse, l'autre de sucre isolé parfaitement reconnaissable pour tous. Nul doute, ces urines contenaient du sucre et selon M. Rey, dans la proportion approximative de 1/8: elles venaient d'un sujet atteint de gangrène sénile, c'était donc une confirmation des idées toutes neuves de M. Musset. J'en étais heureux pour lui.

Le régime fut changé, en conséquence de cette découverte ; mais la gangrène, un instant à peine modifiée par lui et les moyens qui, à une autre époque, avaient amené deux guérisons, n'en fit pas moins de progrès.

Deux mois se sont écoulés, et déjà tout l'orteil est sec, ridé et comme carbonisé, une nouvelle ampoule, bien plus large que la première, précédée d'indicibles douleurs qui s'irradient jusque dans la jambe, s'est formée en arrière de lui, au-dessous du pied, sur un fond noirâtre qui la déborde; percée, elle laisse suinter une matière sanieuse; la malade, désespérée, ne fait que pleurer. L'opium sous toutes les formes et à doses progressives est sans effet, etc. L'alimentation plus animalisée, qui n'a rien changé au mal, a rendu cependant les urines moins sucrées.

Voici les caractères principaux de cette urine tels qu'ils résultent de deux notes qui m'ont été obligeamment adressées par deux pharmaciens de Libourne, MM. R... et B...,

1° Couleur, légèrement ambrée ;

2° Densité supérieure à celle de l'urine normale ;

3° Odeur *sui generis*, sans trace de fétidité ou de décomposition ammoniacale ;

4° Elle est acide ;

5°. Evaporée au quart de son volume et additionnée de son poids d'acide azotique, puis refroidie, elle se prend en masse, le dépôt est du nitrate d'urée dans les proportions ordinaires ;

6° L'action de la chaleur et de l'acide nitrique révélaient, dans la première analyse, un peu d'albumine ;

L'acide nitrique, aujourd'hui 4 mai, n'apporte qu'un très-léger changement dans la couleur et aucun dans la transparence ;

7° Traitée par la liqueur de Barreswill, il y a réduction du cuivre ;

8° Chauffée avec de la potasse caustique, elle se colore en rouge-acajou ;

9° Evaporée jusqu'à consistance de sirop épais, elle a fourni, après six jours de repos, dans la première expérience, un dépôt de sucre dans la proportion énorme de 1[8.

Dans les premières analyses après six semaines environ d'un régime plus confortable, les proportions de sucre ont diminué et sont descendues jusqu'à 2 1[2 pour 100.

L'analyse la plus récente (10 mars), a donné 12 gr. de sucre pour 250 gr. d'urine.

OBS. VII. — Fait de Dionis des Carrières. — *Trouble de la vision.— Gangrène de la peau du talon.— Nécrose des orteils. — Pétéchies et furoncles chez un diabétique.— Amélioration. —Diabète durant depuis dix ans* (1).

M. X..., âgé de 67 ans, ancien notaire, d'un tempérament lymphatico-sanguin, avait été, pendant son enfance, assez malingre et difficile à élever. Il a été affligé, pendant plusieurs années de cette période de sa vie, d'une teigne faveuse qui avait fini par guérir au moyen de la calotte. Depuis lors sa santé raffermie n'avait pas éprouvé d'altération notable.

Pendant les quatre ou cinq ans qu'il passa à Paris pour ses études de droit, il ne laissa pas que de s'adonner aux plaisirs et cependant n'y contracta d'autre affection vénérienne qu'un léger écoulement qui, promptement guéri, n'eut aucune suite. Depuis ce temps, retiré dans son village et célibataire, il a mené une vie assez peu régulière. M. X... n'a jamais eu d'autre affection de la peau que celle dont j'ai parlé plus haut, jamais d'hémorrhoïdes ou de flux anormal ; il est très-irascible et se rappelle qu'à l'âge de 30 ou 35 ans, il a été sujet à quelques palpitations nerveuses qui ont cédé promptement à l'emploi de l'éther.

Vers l'âge de 55 ans, M. X... commença à éprouver quelques douleurs passagères revenant à certains moments dans les membres et dans les lombes. En même temps, la soif augmenta d'une manière sensible ; il buvait une grande quantité de bière et d'eau sucrée. Les urines augmentèrent en proportion Ces deux symptômes attirèrent à peine son attention.

La première fois que M. Villepique fut appelé à lui donner des soins, ce fut en 1846, M. X... était effrayé de ce qui lui arrivait; déjà borgne depuis longtemps (il portait sur l'œil gauche un

(1) Moniteur des hôpitaux, 1857, numéro du 5 mai, p. 426.

ptérygion qui avait envahi la cornée transparente et dépassait presque les limites de la pupille), il venait de s'éveiller de nouveau avec un trouble dans la vision; il ne percevait plus sainement la distance qui le séparait des objets; elle était augmentée ou diminuée. En outre, les objets placés devant lui, lui semblaient être à sa gauche à demi-renversés, c'est-à-dire que ceux qui avaient une position verticale lui semblaient en avoir une horizontale et réciproquement. L'œil droit et la peau du front, autour du sourcil du même côté, étaient le siége d'une douleur peu vive qui augmentait à la pression, il y avait en outre quelques troubles légers des voies digestives.

Depuis l'apparition de ces troubles visuels, les douleurs des lombes et des membres avaient disparu et, à plusieurs reprises dans le cours de cette maladie, il y eut une espèce d'antagonisme entre l'apparition et la disparition de ces deux ordres de phènomènes. D'après les conseils de son médecin, M. X... goûta son urine, ne la trouva pas sucrée. On s'en tint à cette simple exploration et on crut à une affection rhumatismale.

Après deux ou trois mois d'un traitement qui consistait dans l'emploi d'un purgatif, d'un vomitif, de bains de vapeur, d'eau de Seltz et d'eau de Vichy, les fonctions visuelles et la santé se rétablirent; la soif était moins impérieuse, l'urine moins abondante, il avait de l'appétit.

C'est dans cet état de santé, que, vers le milieu de l'année 1853, M. X... commença à éprouver quelque chose d'anormal du côté des pieds. Il y avait dans les deux premiers orteils de chaque pied une diminution notable de la sensibilité et de la chaleur à un tel point, qu'un jour, dans le bain, ayant mis ses orteils sous la canule, par où s'écoule l'eau chaude, ses orteils lui semblèrent toujours froids; il éprouvait encore cette singulière sensation qu'en marchant sur un sol très-uni, il lui semblait mettre les pieds sur un tissu de petites cordes à larges mailles; les mouvements des pieds et des orteils existaient dans toute leur intégrité.

A la fin de cette même année, 1853, à son retour d'un voyage à Paris, pendant lequel il éprouva un froid aux pieds assez vif, M. X... remarqua, à l'extrémité des deux premiers orteils du pied gauche et au gros orteil du pied droit, de petites phlyctènes remplies d'un liquide roussâtre.

Ces ampoules étaient de la grandeur d'une lentille. L'épiderme qui les formait ayant été enlevé, on vit des eschares blanchâtres plus ou moins épaisses, mais qui n'occupaient que dans quelques points toute l'épaisseur du derme. Les orteils, toujours pâles et un peu froids, particulièrement les gros, étaient insensibles, surtout à la face palmaire.

Il n'existait dans les points sphacélés aucune douleur; le crayon de nitrate d'argent, promené sur les petites plaies, ne fut même pas senti. Les eschares, tombées après six jours, laissèrent à nu de petites plaies qui furent promptement cicatrisées. Cette guérison apparente ne fut pas de longue durée.

Le 26 janvier 1854, après un court voyage qu'il avait fait la veille, M. X... fut pris d'un accès de fièvre avec perte d'appétit et douleurs générales. Le lendemain, apparut une nouvelle phlyctène à la face dorsale du deuxième orteil du pied droit, au niveau de l'articulation de la deuxième avec la troisième phalange. Cette fois, il survint une vive douleur dans le pied et la jambe *avec œdème*, rougeur érysipélateuse, jusqu'à la moitié de la hauteur de la jambe. Sous l'influence d'un traitement émollient, ces symptômes diminuèrent; mais la plaie de l'orteil commença à suppurer abondamment. Cette plaie consistait en une petite ouverture de 2 millimètres; on arrivait sur l'os qu'on sentait dénudé.

Il n'y avait plus de doute sur l'existence d'une nécrose.

Une circonstance importante à noter, c'est que, vers le 10 février, il survint une éruption pétéchiale consistant en de petites taches noires qui persistaient sous la pression du doigt et disparurent au bout de dix jours.

Au mois d'avril survint un nouvel accès de fièvre, puis un abcès à la base de l'orteil; il fut ouvert à la face plantaire et à la face dorsale, et on put sentir à nu la première phalange et, à la tête du deuxième métatarsien, deux séquestres assez petits, mais dont je ne connais pas le volume exact, furent extraits par la première plaie.

Dans le courant des mois de juillet et août, M. X..., qui avait eu précédemment une phlébite de la saphène, éprouva des frissons intenses et irréguliers; de nombreux abcès se formèrent; ils communiquaient avec les abcès précédemment formés.

C'est à cette époque que je fus appelé pour voir le malade. Je pus constater au pied droit une nécrose des phalanges de deux orteils et d'un métatarsien, des ouvertures fistuleuses nombreuses; un stylet, introduit par une de ces ouvertures, situées à la face plantaire, près de la racine des orteils, me fit reconnaître un trajet sinueux s'étendant jusqu'à deux travers de doigt de la malléole interne; je pratiquai une contre-ouverture. Le malade, fatigué par une longue suppuration, d'un caractère très-vif et très-impatient, était déterminé à l'amputation; me rappelant ce qu'il avait dit sur la soif vive qu'il éprouvait pendant un certain voyage qu'il fit à Paris, je voulus, avant de lui répondre, analyser ses urines, bien qu'il n'eût en ce moment aucun des symptômes apparents du diabète, ni diurèse, ni soif vive, ni faim excessive. De l'urine, mélangée avec du caustique de Vienne, le seul réactif que j'eusse sous la main, soumise à l'influence de la chaleur, me décela la présence d'une notable quantité de sucre (une deuxième analyse, plus détaillée, faite plus tard avec la liqueur de Froomertz, confirma la première).

Je conseillai alors l'usage des alcalins, des eaux de Vichy, de l'opium, du vin, des toniques, du carbonate d'ammoniaque, du pain de gluten. Des pansements méthodiques furent faits pour faciliter la sortie du pus et des séquestres. Il n'y avait rien du côté de la poitrine.

Au mois de novembre, époque à laquelle je le vis pour la deuxième fois, le pied était toujours empâté ainsi que le bas de la jambe; la suppuration très-abondante fusait depuis le talon jusqu'à l'orteil par où avait commencé la maladie; des douleurs vives occupaient le talon, les malléoles et la longueur de la jambe; l'autre pied était et avait toujours été le siége de quelques douleurs.

Il y avait de la fièvre, de l'émaciation, une inappétence complète.

La quantité d'urine rendue par jour était de 2 à 3 litres; elle n'atteignit même pas cette dernière limite. Même coloration foncée des urines quand, mélangées avec du caustique de Vienne, on les soumettait à l'action de la chaleur. Le pouls battait 90 par minute; il était d'une grande faiblesse. M. X... éprouvait des défaillances quand on le retournait dans son lit. Le stylet introduit dans les plaies ne sentait pas de séquestres mobiles.

Le malade ne voulait plus entendre parler de thériaque ou de carbonate d'ammoniaque. Il me parla encore d'amputation. Continuation du vin (2 litres par jour) et de l'eau de Vichy.

Depuis cette époque, je n'ai plus vu M. X..., mais grâce à l'obligeance de mon confrère, M. Villepique, qui savait combien cette observation m'intéressait, j'ai été mis au courant de sa santé.

Voici dans quel état il était :

Au mois d'avril 1855, il y avait peu d'amélioration dans l'état du malade; de nouveaux clapiers s'étant ouverts au voisinage de la malléole externe, les ouvertures fistuleuses de la face plantaire s'étaient fermées et d'autres s'étaient ouvertes. Vers le milieu de janvier, la face postérieure du talon, au niveau et au-dessus de l'insertion du tendon d'Achille au calcanéum, avait été frappée de gangrène ainsi que le tissu cellulaire sous-cutané. Après la chute de l'eschare qui pouvait avoir 7 centimètres, le tendon d'Achille s'était complètement exfolié, et la plaie avait marché rapidement vers la cicatrisation. Deux petits séquestres étaient encore sortis au niveau de la troisième articulation métatarso-phalangienne par l'ouverture de la face dorsale. Les autres ouvertures, à la suite de vives douleurs, avaient laissé échapper une poussière osseuse noire mêlée à une grande quantité de pus. Le pus n'a cessé d'être louable.

A l'autre pied, deux phlyctènes assez larges s'étaient produites successivement, et à un long intervalle : la première, sous la deuxième phalange du gros orteil, et la deuxième, sur la tête du premier métatarsien. Les phénomènes de leur apparition et de leur cicatrisation se sont succédé avec une lenteur extraordinaire; le pied et la jambe de ce côté très-amaigris, toujours pâles et froids, paraissent ne jouir que d'une vitalité très-bornée. Trois furoncles s'étaient montrés depuis le mois de septembre : le premier, dans l'aine et à droite; les deux autres, sur le raphé périnéal. Ce dernier avait le caractère d'un abcès.

La quantité d'urine n'avait pas varié beaucoup ; il y avait un peu de toux, des sueurs prononcées pendant la nuit. L'urine contenait toujours du sucre, mais peut-être en moins grande quantité, autant qu'on en pouvait juger du moins par l'aspect plus ou moins foncé qu'elle présentait quand on la traitait par la chaux ou la potasse.

L'état général s'était un peu amendé; l'émaciation était moins considérable, l'appétit était revenu; le malade avait rarement de la fièvre, les selles était naturelles. Il vivait toujours au lit; on le portait d'un lit dans un autre; les frissons, précurseurs d'un travail de suppuration nouvelle, étaient bien rares. Depuis trois mois, il n'en avait guère éprouvé qu'un seul.

Le traitement, à cause de l'extrême indocilité du malade, se bornait à une pilule d'extrait gommeux d'opium (0,07 centigr.), alternativement tous les deux jours, gelée d'huile de foie de morue et huile de proto-iodure de fer, mais en petite quantité ; régime animal ; vin généreux. A la vérité, il mangeait très-peu de pain (il n'avait pu se procurer de pain de gluten), mais souvent encore il mangeait des pruneaux, quelquefois du riz et toujours un peu de sucre dans certaines boissons.

Vers le commencement de mai, par l'une des plaies fistuleuses sortit une masse fibreuse qui n'était autre que l'aponévrose plantaire, en partie putréfiée. A partir de ce moment, la suppuration devint de moins en moins abondante, les fistules se fermèrent les unes après les autres.

Dès lors, M. X... reprit des forces quoique lentement ; le facies devint meilleur. Au mois de juin, on put placer le malade dans sa voiture, ce qui lui permit de faire quelques promenades en plein air. Jusque-là le malade n'avait cessé de prendre de l'opium. La dose d'extrait gommeux avait été portée successivement de 0,02 centigr. à 0,20 centigr. par jour ; il avait continué l'huile de foie de morue et l'huile d'iodure de fer.

Le malade n'avait cessé de suivre un bon régime, de manger généralement de la viande et de boire journellement au moins une bouteille de bon vin vieux.

En juillet, M. X... s'affermit sur ses jambes, soutenu par des béquilles ; il commença à marcher sur un sol uni.

Vers la fin d'août survint de l'*enflure* aux deux jambes vers le soir, surtout à droite, où elle s'élevait au-dessus du genou.

Au mois de septembre 1855, M. X... vint à Paris voir l'exposition, et il en profita pour prendre l'avis de quelques confrères de Paris. Il vit MM. Dechambre, Grisolle et Nélaton. On lui prescrivit des douches sulfureuses et l'emploi de la teinture d'iode en topique sur les jambes, des sachets de sable chaud.

En octobre 1855, il existait le long de la crête du tibia une infiltration offrant une consistance particulière et qui devait diriger l'attention vers l'état du périoste. Le malade exécutait avec peu d'exactitude l'ordonnance prescrite à Paris.

Du reste, pas d'aggravation ni d'amélioration dans son état.

L'appétit était bon, il dormait bien ; toujours un peu de sucre dans les urines, malgré l'usage prolongé du bi-carbonate de soude et de l'eau de Vichy. Sur la crête du tibia, vers le tiers inférieur, il existait un peu de douleur qui se manifestait quelquefois spontanément, avec élancements, et correspondait avec douleur pareille dans le gros orteil. Cette douleur existait à la pression et faisait craindre une périostite.

Enfin, voici quelle est actuellement sa position :

Coloration du visage, embonpoint, sommeil, pas d'altération.

La marche, quoique lente et difficile, est cependant possible à l'aide d'un bâton. Le pied droit présente de nombreuses cicatrices ; il est toujours tuméfié et légèrement œdémateux, ainsi que la jambe. L'extension du pied sur la jambe est très-bornée, la flexion des orteils impossible ; il y a toujours de temps à autre quelques douleurs dans le pied et la jambe. L'urine exhale une odeur fortement ammoniacale, ce qui n'avait pas lieu autrefois. De temps à autre, cependant, il survient quelques phlyctènes à la face palmaire des orteils, mais elles se dessèchent promptement.

M. X... se borne à une consommation très-restreinte de subances féculentes et sucrées, à un régime tonique et à quelques prises, de temps en temps, de bicarbonate de soude.

Obs. VIII.

M. Potain (1) présente les altérations nombreuses trouvées à l'examen cadavérique d'une femme de 76 ans, morte avec une gangrène de l'extrémité inférieure gauche. Ces lésions consistent en concrétions sanguines occupant différents points du système vasculaire et en granulations pulmonaires d'un aspect analogue à celui des granulations tuberculeuses miliaires. Les particularités cliniques relatives à cette malade peuvent se résumer en peu de mots. Entrée à l'hôpital quinze jours avant sa mort, elle présentait depuis une semaine seulement les signes d'un état grave mal défini. Les phénomènes de sphacèle ne commencèrent à se manifester qu'après son arrivée, et elle mourut avec ces symptômes adynamiques. Il faut noter que l'on avait constaté à plusieurs reprises, la présence du sucre dans ses urines, et qu'on avait évalué à 4 grammes pour 1000 la quantité de cette substance. L'autopsie fut faite avec le plus grand soin.

(1) Bulletin de la Société anatomique, 1863, p. 65.

Dans la cavité crânienne, la sérosité était assez abondante; la pie-mère, légèrement infiltrée et injectée, se séparait nettement et facilement de la surface des circonvolutions. Le cerveau, d'une bonne consistance, était très-légèrement piqueté de rouge à la surface des coupes; les cavités ventriculaires n'étaient le siége d'aucune altération. Le plancher du quatrième ventricule était traversé par quelques vaisseaux, mais sans offrir de coloration anormale, ni de ramollissement. Sur les bords du calamus scriptorius, au niveau du corps rectiforme, la pie-mère était un peu plus adhérente que de coutume.

Dans la cavité thoracique, une assez grande quantité de liquide occupait les deux plèvres et surtout la droite. Les poumons, emphysémateux en certains points et notamment au bord antérieur et vers la base, étaient grisâtres et friables dans le reste de leur masse, ne s'affaissaient et ne crépitaient point; leur tissu était pénétré d'un liquide séreux et louche qui s'écoulait à la surface des coupes. On y voyait, en outre, une grande quantité de granulations grisâtres, du volume d'une petite tête d'épingle, isolées ou réunies par petits groupes, faisant une légère saillie à la surface, sensibles au doigt, mais modérément dures et faciles à écraser. On en apercevait aussi quelques-unes à la surface pulmonaire, sous la plèvre.

A la face externe du poumon droit, tout près du bord inférieur, on remarquait deux petites concrétions blanches, calcaires et très-dures. On s'assura, à l'aide du microscope, que les granulations grises étaient constituées par des vésicules pulmonaires, dilatées pour la plupart, mais à parois très-nettement conservées et sans modification notable dans leur structure, remplies d'un amas confus de cellules épithéliales plus ou moins altérées, de globules granuleux assez volumineux, de noyaux embryoplastiques, de granulations moléculaires et graisseuses et de matière amorphe.

A la racine des bronches et autour de la base du cœur, on trouva plusieurs ganglions volumineux, en partie noirs, en partie pénétrés de matière tuberculeuse. Dans l'un d'entre eux, la matière tuberculeuse était ramollie et formait un foyer de liquide qui s'évacuait au moment où l'on en pratiquait la section.

Abstraction faite d'une épaisseur assez grande de ses parois et d'une augmentation notable de l'élément graisseux, le cœur avait ses caractères normaux. Dans chacune des deux branches de l'artère pulmonaire, on trouva, au niveau de sa division en plusieurs branches, un caillot qui en remplissait à peu près complètement le calibre et qui, par des espèces de digitations, se prolongeait dans les divisions, et dans une étendue de 3 à 4 centimètres. Médiocrement consistant, d'un gris rougeâtre et marbré, homogène dans toute son étendue, ce caillot se divisait facilement en lambeaux et semblait formé par une fibrine douée d'une force de cohésion très-médiocre et était très-peu adhérent à la paroi de l'artère, dans laquelle il se trouvait. La paroi artérielle, d'ailleurs, ne présentait dans leur voisinage aucune modification de couleur, ni d'aspect de sa membrane interne. A l'extrémité, la plus rapprochée du cœur, du caillot contenu dans la branche droite de l'artère pulmonaire, on voyait une sorte de renflement précédé d'un léger rétrécissement, et l'on en faisait sortir en l'incisant une assez grande quantité d'un liquide blanc, opaque et peu lié.

Sur quelques points de l'aorte, on rencontrait quelques taches athéromateuses jaunâtres, sans la moindre excoriation de ses membranes internes et sans plaques crétacées. Ces plaques se prolongeaient dans les artères iliaques et crurales où elles étaient moins étendues, mais très-nombreuses et très-serrées.

L'artère fémorale profonde était complètement oblitérée par un caillot qui en remplissait exactement le calibre et semblait nettement coupée au niveau de l'origine de cette artère dans la crurale. En ce point, le caillot était ferme et grisâtre; plus loin dans cette artère, il était plus mou et plus rouge et se prolongeait aussi loin qu'on pouvait suivre cette artère dans l'épaisseur des muscles, en la distendant toujours complètement. La crurale elle-même contenait un caillot qui commençait au niveau de la partie moyenne de cette artère et se continuait dans les divisions de la poplitée jusqu'à la partie inférieure de la jambe. Il n'a pas été possible de suivre les artères jusque dans le pied. La première portion de ce caillot dans l'artère crurale était à demi-canaliculée ; il était ferme et résistant; plus loin, il devenait mou et un peu noirâtre ; il changeait d'aspect en différents points de sa longueur ; modérément adhérent à l'artère, il l'était beaucoup moins que le caillot contenu dans l'artère fémorale profonde. Nulle part, on ne trouvait d'altération crétacée ou calcaire de la paroi artérielle.

Le foie, médiocrement volumineux, présentait le mélange de congestion et de décoloration désigné sous le nom de foie noix muscade. Sur les reins, d'ailleurs de volume, de consistance et de coloration normaux, on voyait à la surface plusieurs petits grains blanchâtres, dont l'aspect était, en tous points, celui des tubercules miliaires, et où l'examen microscopique fit constater la présence d'une multiplication de petits noyaux au milieu d'une substance finement granuleuse avec formation de granules moléculaires nombreuses dans les cellules.

Obs. IX. — *Diabète sucré avec œdème, pas d'albumine dans les urines.* (Observation communiquée par M. Brouardel.)

Doudelle (Achille), âgé de 23 ans, exerce la profession de modeleur. Ses antécédents ne présentent rien de particulier à signaler : il se livre toutefois, de temps en temps, à des excès alcooliques.

Le début de sa maladie remonte, dit-il, à deux ans environ. A cette époque, il remarqua que sa faim et sa soif augmentaient considérablement en même temps que ses urines devenaient très-abondantes.

Un autre phénomène le frappa par sa nature autant que les trois précédents, c'était une impuissance presque absolue des organes génitaux.

Malgré l'apparition de ces symptômes, il ne suivit aucun traitement.

Il y a sept mois, au printemps dernier, il remarqua dans son état une aggravation très-notable. Il buvait jusqu'à 15 ou 16 litres de liquide dans les vingt-quatre heures.

La quantité des urines montait à 17 litres dans le même espace de temps. Il se décida donc à suivre dans un hôpital un traitement méthodique.

Soigné d'abord à Beaujon, chez M. Moutard-Martin, il fut soumis au régime suivant :

Viandes rôties, pain de gluten, bicarbonate de soude, vin et houblon.

Quelque temps après il sortit amélioré, mais éprouva bientôt après une nouvelle aggravation dans sa position. Il rentra donc à Beaujon, dans le service de M. Gubler où il fut mis au lait, tout en conservant le régime des autres malades. Son ordinaire journalier se composait de la nourriture commune et de cinq litres de lait.

Le 12 décembre 1876, il entre à l'hôpital Saint-Antoine, salle Saint-Augustin, lit n° 3, dans le service de M. Brouardel. Il éprouve alors une très-grande faiblesse et dit avoir beaucoup maigri. Ses urines sont claires, très-abondantes et empèsent le linge. Il a de la balano-posthite depuis deux mois. Cette affection, coïncidant avec un phimosis, occasionne au malade une grande gêne. Jamais il n'a eu d'anthrax, seulement un petit furoncule à la face, il y a deux mois, pas de chute de dents. Quant à sa vue, elle est troublée depuis le commencement de la maladie. Il y a six mois, il pouvait à peine lire, actuellement la vue est un peu plus nette, et il peut lire, à une petite distance, les caractères ordinaires d'un journal, mais il ne peut, de son lit, distinguer les arbres du jardin et les maisons voisines.

On ne trouve, à l'examen physique, absolument rien aux poumons. Au cœur, il n'existe pas de souffle, mais, depuis six mois, le malade est tourmenté par des palpitations. Le foie présente un volume normal.

Dans les urines on ne trouve pas d'albumine, quoiqu'il y ait un peu d'œdème aux jambes.

Comme alimentation, on lui donne du pain de gluten avec 2 litres de vin et 1 demi-kilogramme de viande rôtie, en outre du régime ordinaire.

Le 23. L'usage du pain de gluten a diminué la faim et même un peu la soif. La quantité des urines est abaissée à 7 litres 125. Extrait de valériane, 4 grammes.

Le 28. Suppression de la valériane.

Le 30. Suppression du pain de gluten à cause de l'amaigrissement considérable et de la perte de l'appétit.

2 janvier 1877. Vomissements qui n'ont pu être analysés.

Le 9. Depuis qu'on lui donne du pain ordinaire, le malade mange mieux, mais la quantité des urines augmente de nouveau. Cette quantité monte à plus de 10 litres dans les vingt-quatre heures. La vision s'est améliorée depuis quelque temps, mais la vision à distance est toujours très-confuse.

Il n'existe plus d'œdème.

Le 10. On reprend l'extrait de valériane, 2 grammes, sans changer le régime alimentaire. La balano-posthite est pansée à l'extrait de Saturne. Un peu d'oppression, cependant l'auscultation ne fait rien découvrir aux poumons ni au cœur, œdème.

Le 27. Suppression de la valériane.

1er février. Bromure de potassium, 3 grammes par jour.

Le 21. Epistaxis peu abondante. L'examen de la poitrine ne révèle aucune lésion, l'œdème suit toujours une marche irrégulière; on l'observe de temps en temps aux jambes, sur les parois abdominales, puis il disparait pour revenir après peu de temps.

L'état général du malade s'est bien aggravé depuis deux mois; au commencement de janvier, il avait encore conservé une certaine gaîté et de l'entrain, il travaillait à modeler de petits groupes en terre glaise, assez bien réussis. Il causait et rendait bien compte de son état. Aujourd'hui il a cessé tout travail et se laisse aller à l'hypochondrie. Il s'affecte beaucoup de sa position. Son intelligence est bien moins nette que le mois dernier; il ne cause presque plus que pour répondre vaguement aux questions qu'on lui adresse. C'est un coma presque continuel.

21 mars. Pilules d'extrait thébaïque.

15 avril. Vomissements, eau de chaux, collutoire au borax.

31 mai. Tartrate ferrico-potassique.

8 juin. La fièvre est très-forte. L'oppression considérable, matité à la base du poumon droit, vibrations thoraciques conservées. Respiration soufflante, pas de râles crépitants, quintes de toux, crachats rouillés.

Le 9. La fièvre augmente, mêmes signes du côté du poumon droit, toujours pas de râles. A gauche, respiration supplémentaire soufflante. Mort le 11 au matin.

L'autopsie a fait constater l'état suivant:

Cerveau. — Les circonvolutions cérébrales sont atrophiées et les ventricules latéraux très-dilatés. Le bulbe, la protubérance et le 4e ventricule ne présentent rien de particulier.

Poumons.— Tuberculisation généralisée dans les deux poumons Au lobe supérieur du poumon droit: pneumonie gangréneuse sans odeur. Un morceau de ce lobe gagne le fond d'un vase plein d'eau. Dans les deux autres lobes on trouve les lésions de la pneumonie lobulaire.

Poumon gauche: est le siége également d'une pneumonie lobulaire, surtout au sommet.

Cœur. — Coloration feuille morte à l'intérieur; parois du ventricule droit très-amincies, valvules saines, imbibition de l'endocarde et de l'endartère. Le ventricule droit et l'oreillette du même côté contiennent des caillots fibrineux.

Foie. — Il est congestionné et pèse 1 kil. 670. On trouve quelques tubercules caséeux à sa surface et dans le parenchyme.

Reins. — Ils sont œdémateux et gros, ils pèsent ensemble 470 grammes. La substance corticale est presque atrophiée et la substance tubuleuse présente une légère coloration jaune.

Les ganglions mésentériques sont énormes, durs, tuberculeux.

Le prépuce et le gland, siége d'une balano-posthite, sont couverts de végétations.

Obs. X (personnelle). — *Diabète sucré avec œdème sans albuminurie concomitante.*

Le nommé Rozière (Ernest), âgé de 34 ans, entre le 10 septembre 1877, à l'hôpital Saint-Antoine, salle Saint-Augustin, lit nº 39, pour se faire soigner d'un diabète. Voici le peu de renseignements que nous avons pu recueillir sur ses antécédents.

Ses parents sont morts tous deux, son père d'une affection cardiaque, à 76 ans. Sa mère est morte en couches. Quant à notre malade, il s'est toujours bien porté, sauf à l'âge de 11 ans, où il eut la fièvre typhoïde, et en 1868, où il gagna un chaud et froid que nous croyons avoir été une pneumonie. Il fut soigné pendant trois mois à l'Hôtel-Dieu et se rétablit complètement. Il exerce depuis quelques temps le métier de garçon de cuisine. Dans le courant du mois de mars 1877, il s'aperçut que son pantalon et sa chemise présentaient souvent des taches empesées, que ses désirs vénériens avaient diminué. Son appétit et surtout sa soif avaient augmenté au point qu'il était réveillé la nuit par le besoin de boire. Ses urines avaient augmenté dans la même proportion. Toutes les dix minutes, dit-il, il urinait et ressentait au méat urinaire une vive cuisson.

Vers la fin de mars, il fut pris d'une diarrhée très-abondante qui dura trois jours, et qu'il traita par l'eau de riz. A cette époque les érections étaient plus espacées, moins complètes et d'une courte durée. C'est ce phénomène qui semble avoir tout d'abord frappé le malade, il se fatigue aussi plus vite qu'auparavant, mais, doué d'une grande énergie et, poussé par le besoin de gagner sa vie et celle de sa femme, il n'en continue pas moins de travailler.

Cependant l'ensemble de tous ces symptômes l'effraie, et il se décide à consulter un médecin qui le reconnait diabétique et le soumet au régime de M. Bouchardat.

Mal suivi par le malade, qui l'a complètement abandonné depuis deux mois, ce traitement n'amène aucune amélioration dans son état. Il prend beaucoup d'aliments et de boissons, car l'appétit et la soif persistent d'une façon exagérée. Ses besoins deviennent bientôt tels que ses ressources pécuniaires ne lui permettent plus d'y subvenir et, le 10 septembre, à bout de ressources, il entre dans le service de M. Brouardel.

10 septembre 1877. Voici les faits que l'on constate à son arrivée. Le malade présente les apparences d'un tempérament lymphatique; il est amaigri, surtout les bras et les jambes qui sont très-faibles. La peau est blanche, et, contrairement à la règle générale, elle n'est pas sèche; d'ailleurs le malade nous dit transpirer beaucoup la nuit. Le méat est rouge, mais il n'y a pas de balanite.

Le malade tousse beaucoup et expulse des crachats abondants et muco-purulents. Il a une constipation opiniâtre depuis six jours, on le purge. A l'auscultation, on trouve quelques râles vibrants et ronflants, peu en rapport avec la nature et l'abondance de l'expectoration. Il ne tousse d'ailleurs, nous dit-il, que depuis le premier septembre.

Le 13. Le malade se plaint de picotements aux membres inférieurs. En le découvrant on constate un léger œdème malléolaire siégeant aux deux jambes. On constate également une ascite légère. Le foie sur la ligne mammaire = 0 m. 11 c. 1/2. L'abdomen mesure d'une épine iliaque à l'autre 0,40 c.

Les jours suivants l'œdème augmente ; il se montre simultanément au scrotum et dans toute l'étendue des deux membres inférieurs. La jambe droite est un peu plus grosse que la gauche. Mais c'est surtout au scrotum et à la verge que l'on constate l'infiltration. Tout l'appareil génital externe est énorme et présente le volume d'une grosse hydrocèle double, en même temps, il est très-douloureux.

2 octobre. L'abdomen est tellement distendu par de la sérosité infiltrée que l'on se décide à le ponctionner. On en retire 2 litres de sérosité verdâtre contenant 6 gr. 25 de sucre par litre. 7 grammes de chlorures également par litre, et des traces de phosphates. La densité du liquide est à 15° de 1016.

L'abdomen qui mesurait avant la ponction, d'une épine iliaque à l'autre, 43 centimètres, mesure après la ponction 38 centimètres.

Disparition progressive de l'œdème du scrotum et des jambes, dans les jours suivants ; cependant le malade continue toujours à s'affaiblir. Il digère difficilement son pain à gluten, mais se plaint que la tisane qu'il boit toute la journée ne le désaltère pas.

Vers la fin d'octobre le foie mesure 0 m. 09 1/2. L'abdomen, d'une épine iliaque à l'autre 40 centimètres. Le malade se plaint d'étouffements après ses repas. A l'auscultation, craquements humides au sommet gauche.

1er novembre. L'état du malade est de plus en plus mauvais. L'appétit et la soif ont considérablement diminué. L'œdème a complètement disparu depuis plusieurs jours, il ne reste qu'un peu d'ascite Le malade se plaint de vives douleurs dans le ventre depuis trois ou quatre jours. L'abdomen est extrêmement sensible à la pression. Alternative de constipation et de diarrhée. Diminution de la quantité des crachats. La température est à 38°,4.

2 novembre. Très-vives douleurs abdominales. Le malade ne peut rester couché, il passe sa journée appuyé contre son lit en proie à la plus vive anxiété. Sueurs abondantes la nuit et le jour. Diminution considérable dans la quantité des urines qui ne contiennent plus de sucre.

Le 4. Après de très-vives douleurs, le malade meurt.

L'autopsie faite le 5 novembre nous a révélé les faits suivants :

Abdomen. — On y trouve un liquide accumulé à la partie antéro-inférieure, transparent, ascitique et mélangé à du pus. Les anses intestinales adhèrent ensemble et avec les parois abdominales à l'aide de brides fibreuses. Les ganglions mésentériques sont augmentés de volume.

Foie. — Il pèse 1,550 grammes. Il présente une teinte ardoisée et quelques points de péritonite à sa surface. Il est flasque, mais se laisse difficilement pénétrer par le doigt. A la coupe il est uniformément et dans toute son épaisseur d'une couleur lie de vin Pas traces de stéatose. La vésicule biliaire contient une bile jaune clair, très-fluide et en petite quantité.

Reins. — Le rein gauche pèse 225 gr. Sa capsule est très-adhérente au parenchyme, mais n'entraîne pas de tissu rénal quand on la détache. A la coupe apparence normale, cependant, il y a des points de dégénérescence graisseuse entre les pyramides de Bertin.

Le rein droit pèse 170 grammes. Il présente les mêmes caractères que le rein gauche, toutefois dans la substance tubuleuse se voit un noyau blanchâtre, dur, du volume d'un gros pois.

Rate. — Pèse 121 grammes, elle est peu diffluente.

Thorax. — Poumons. Ils présentent des adhérences multiples aussi bien à droite qu'à gauche. Le poumon gauche offre une dégénérescence tuberculeuse complète. Cavernes multiples, surtout au sommet, et tractus de pneumonie interstielle très-marqués, infiltration tuberculeuse dans le reste de son étendue excepté à la partie inférieure qui est seulement congestionnée. Le poumon droit présente des lésions analogues, mais moins avancées.

Cœur. — Normal, aucune lésion valvulaire.

Cerveau. — A l'œil nu, les parties constituant le plancher du 4e ventricule paraissent atrophiées. Injection veineuse sur le cordon latéral droit. Les deux cordons sont séparés par un sillon plus profond qu'à l'état normal. L'espace séparant les pédoncules cérébelleux supérieurs des pédoncules cérébelleux moyens est également plus prononcé. Le réseau veineux est très-apparent, le reste du cerveau est sain.

Courbe pour l'observation X.

Septembre.	Urines en grammes.	Urée en grammes.	Sucre en grammes par litre.
21	6000	38	
22	6000	60	
23	6000	48	66.66
24	7000	64	
25	7000	52	
26	6000	46	
27	5800	62	
28	6400	56	
29	6400	50	
30	6000	54	
31	7000	62	
Octobre 1	7000	64	
2 (1)	5600	34	

(1) Ponction : 2 litres de sérosité verdâtre contenant par litre :

Sucre............... 6 gr. 25
Chlorures.......... 7
Traces de phosphate.
Densité à 15° = 1016.

Septembre.	Urines en grammes.	Urée en grammes.	Sucre en grammes par litre.
3	5600	38	
4	5000	40	
5	5600	46	
6	6000	36	
7	7000	48	
8	7000	54	
9	8000	66	
10	7000	46	
11	10000	62	
12	7000	»	
13	6000	46	
14	8000	55	
15	7000	90	
16	4000	54	53
17	5000	46	
18	5000	42	
19	5000	46	
20	5000	44	
21	3400	33	
22	4000	42	
23	2200	28	
24	3000	32	
25	3000	34	
26	3000	24	
27	2400	20	
28	3000	24	
29	2000	16	22
30	1000	14	
31	1000	18	
Novembre 1	1000	14	
2	1600	20	
3	600	14	
4	1000	24	Pas d'albumine.

Examen histologique (note communiquée par M. Hanot).

Cerveau. — Le plancher du quatrième ventricule est recouvert d'une pulpe jaunâtre, osseuse, qui se dissocie et s'éparpille en petits grumeaux, sans le moindre filet d'eau. Examinée au microscope, cette pulpe apparaît constituée en grande partie par des corps granuleux, des granulations et des gouttelettes graisseuses.

Sur diverses coupes tranversales du bulbe, pas de foyer de ramollissement appréciable à l'œil nu. Les divers noyaux du bulbe présentent, sur les coupes, leur aspect ordinaire ; toutefois, il faut signaler une pigmentation accentuée de quelques grosses cellules constitutives des noyaux. Les cappillaires sont notablement dilatées, formant, par places, de petites ampoules latérales gorgées d'hématies. Sur plusieurs points, les cellules lymphatiques accumulées constituent des amas qui ont jusqu'à trois fois l'épaisseur des capillaires eux-mêmes. — Les parois des artérioles sont oblitérées par un caillot fibrineux régressé.

Foie. — Sur les coupes du tissu hépatique ouvert, les cellules du lobule sont séparées les unes des autres par un nombre considérable d'hématies. Les cellules elles-mêmes, en dehors d'une pigmentation qui semble plus accentuée, ne présentent pas d'altérations importantes. Çà et là, la lumière de la veine intra-lobulaire est oblitérée par un caillot.

Dans les espaces intra-lobulaires, pas de lésions notables.

Obs. XI (personnelle), due à l'obligeance de M. le professeur Villemin.

Wa... (Jules), âgé de 25 ans, soldat au 3e régiment de chasseurs à cheval, entre le 11 septembre 1877 dans le service de M. le professeur Villemin, salle 25, lit 17, pour se faire soigner d'un diabète sucré. Cet homme, d'une constitution moyenne et d'un tempérament lymphatique, répond nettement aux questions qui lui sont adressées.

Voici les renseignements qu'il nous donne sur ses antécédents.

Son père est encore vivant, sa mère est morte d'un carcinome intestinal Quant à lui, il a toujours joui dans son jeune âge d'une excellente santé, quoiqu'un peu délicate. Son hygiène a toujours été très-bonne, pas d'excès alcooliques ou vénériens.

De l'âge de 15 ans jusqu'à son incorporation il exerça la profession de plombier, qu'il remplit sans trop de fatigue.

Dans le courant de septembre 1876, notre malade remarqua une diminution dans son appétit, qu'il ne put attribuer à aucune cause; en revanche, une augmentation de la soif qui devint très-vive et impérieuse, puisqu'il avoue avoir bu jusqu'à 25 litres par jour sans parvenir à se désaltérer. Anaphrodisme.

En décembre de la même année, la faim augmenta dans la même proportion que la soif, des douleurs lombaires se montrèrent vers cette époque et furent accompagnées de sueurs profuses. Ces divers symptômes nécessitèrent l'entrée du malade à l'hôpital d'Abbeville, en janvier 1877. Il fut nourri abondamment pendant son séjour et, le 5 avril, il partait chez lui (Paris) avec un congé de convalescence de six mois.

Il buvait alors 10 litres de liquide et rendait une égale quantité d'urine.

Son état ne s'améliora pas à Paris, et le 12 septembre 1878 il entrait à l'hôpital du Val-de-Grâce.

Le traitement consiste en eau de Vichy, régime abondant, 5 portions de pain de gluten. A ce moment l'amaigrissement s'arrêta, mais, le 20 du mois de septembre, il remarqua de l'enflure aux jambes sans pouvoir attribuer ce phénomène à une cause connue. Il ne s'est pas exposé au froid et n'a pas bu, à cette époque, une quantité de liquide plus grande qu'à l'ordinaire. Quoi qu'il en soit, l'enflure qui s'était montrée simultanément aux jambes, au scrotum et au ventre augmenta beaucoup dans l'espace de trois jours. Le scrotum et la verge augmentèrent considérablement. Les jambes et les cuisses devinrent énormes, et l'abdomen présenta une ascite bien manifeste. Les paupières et la face offrent un œdème léger. Le méat urinaire était rouge et prurigineux.

Au bout de quinze jours l'anasarque diminua, en débutant par l'abdomen, et dans le courant d'octobre il avait complètement disparu. Circonstance à noter, la quantité des urines émises en vingt-quatre heures s'élevait, pendant son anasarque, à 15 litres et ne fut plus que de 10 litres après la cessation de l'anasarque.

15 septembre. M. le professeur Villemin prescrit du pain de gluten, un régime abondant, de l'eau de Vichy et la potion suivante

Extrait de valériane...	4 grammes.
Glycérine	6 grammes.
Alcool	20 grammes.

Au bout de quelque temps de ce traitement, amélioration notable, état général satisfaisant.

15 janvier 1878. Voici les phénomènes que nous constatons à notre entrée dans le service. L'amaigrissement est peu marqué.

L'aspect général est satisfaisant. Les fonctions digestives sont conservées et même exagérées, mais il n'y a pas de boulimie, polydipsie peu marquée. Dents creuses, jaunâtres, odeur fétide de l'haleine, langue sèche, mais peu rouge. Pas de vomissements, intermittences de diarrhée légère et de constipation, hémorrhoïdes, pas de ballonnement du ventre, foie normal. Pas de troubles visuels. Lumbago intermittent. Sueurs abondantes.

L'urine, examinée par M. le pharmacien agrégé de pharmacie Burcker, est décolorée, ambrée, mousseuse, a une réaction alcaline, une densité de 1043 et contient 31 0/0 d'urée, 72 0/100 de sucre, pas d'albumine. Quantité varie de 6 à 8 litres.

Examen de la poitrine. — En avant légère submatité sous-claviculaire à droite, expiration prolongée, poumon gauche sain.

En arrière, mêmes signes, cœur normal.

7 février. Urines. Quantité : diminuée, réaction alcaline. Poids spécifique 1034, urée 32,9 0/0, sucre 25,23 0/0. Pas d'albumine.

Obs. XII (1).

Au n° 14 de la salle Saint-Jean (hôpital Cochin, service de M. Bucquoy), est couché un homme de 52 ans, maçon, entré à l'hôpital le 12 avril. Ce jour-là il s'est présenté à la consultation en se plaignant d'éprouver de la faiblesse depuis plusieurs mois et de sentir ses forces diminuer chaque jour. Il n'accusait aucune souffrance, mais il avait peu d'appétit et il était obligé d'uriner à chaque instant. Ces symptômes, chez un homme d'apparence assez misérable et cachectique, sans fièvre et sans aucun autre trouble fonctionnel, éveillèrent tout de suite mon attention du côté d'une affection diabétique. J'appris alors que cet homme urinait abondamment, qu'il était tourmenté par la soif, et que c'était surtout depuis que ce dernier symptôme s'était manifesté qu'il avait maigri et qu'il avait senti ses forces se perdre.

Le lendemain de son entrée à l'hôpital on examina ses urines.

La recherche du sucre, faite avec la liqueur cupro-potassique de Fehling, donna une réduction abondante. Une analyse, faite par M. Byasson, donna pour la glycose un chiffre qui s'élevait à 61,50 pour 1000.

(1) *France médicale* du 1er et du 4 mars 1876.

La marche de la maladie, chez notre malade, avait été ce qu'elle est le plus souvent. Pendant une première période, dont le début est assez difficile à préciser, rien ne faisait supposer une maladie sérieuse. Le malade affirme avoir toujours joui d'une assez bonne santé. Ce n'est que trois mois avant son entrée à l'hôpital qu'il a commencé à uriner et à boire davantage, et six semaines après ses forces étaient assez diminuées pour l'obliger à suspendre son travail. Il n'y a du reste, chez lui, aucun antécédent particulier.

Il n'a commis aucun excès et n'a pas souffert de la misère. Depuis son entrée à l'hôpital, la cachexie a marché avec une rapidité effrayante. On constatait déjà un peu d'œdème aux jambes, mais cet œdème cédait au repos du lit.

Notre malade n'avait, pour un diabétique, qu'un appétit très-modéré, la soif n'était pas intolérable. Deux à trois pots de tisane lui suffisaient. Il rendait environ 3 litres d'urine par jour. La peau n'avait pas la sécheresse et l'aridité qu'elle a ordinairement dans le diabète. Le malade avait même des transpirations nocturnes, mais on constatait du côté de la poitrine quelques signes de nature à faire supposer une affection grave des sommets. Il toussait peu, l'expectoration mucoso-purulente était peu abondante. On constatait à l'auscultation une diminution dans la sonorité aux sommets, et quelques râles sous-crépitants et quelques craquements du côté droit.

Dans les premiers jours de mai, l'œdème commença à se généraliser. La peau présentait une tuméfaction mollasse, énorme ; la face dorsale de ses mains ressemblait à une veine, avec cette demi-transparence que Gérard Dow a si bien représentée dans son célèbre tableau sur la femme hydropique.

La quantité d'urine rendue avait notablement diminué, elle n'était plus que de 1 litre par jour.

L'appétit faisait absolument défaut, il existait une répugnance absolue pour la viande.

La respiration est un peu plus gênée, sans que l'examen local dénote aucun phénomène bien important. A l'auscultation des sommets on ne retrouve plus les râles constatés à l'entrée du malade, mais on trouve un peu d'expiration soufflante, et aux deux bases quelques râles muqueux et sous-crépitants. Enfin, à gauche, et près de la racine des bronches, un peu de souffle voilé et quelques râles sous-crépitants entendus quand on fait tousser le sujet.

Depuis quelque temps déjà il devenait très-difficile de recueillir l'urine, à cause de la tuméfaction des parties, toujours mouillées. Il en est résulté un état d'irritation qui a été le point de départ d'un érysipèle décoloré, sans réaction fébrile et sans aucune trace de gangrène. Le souffle persiste à gauche. La cachexie fait des progrès, la nuit, il y a un état de subdélirium. Éruption de phlyctènes sans gangrène locale. Matité aux deux bases avec souffle, égophonie, absence de vibrations, hydrothorax.

Une nouvelle analyse des urines, faite le 17 mai, par M. Byasson, donne les résultats suivants :

Urine jaune, légèrement trouble, odeur aromatique spéciale. Réaction acide. Poids spécifique, 1035. Glycose, 87,12/1000. Substances azotées 17,16. Urée 14,60. L'urée renferme incontestablement une certaine quantité d'une substance azotée coagulable par la chaleur, insoluble dans l'acide nitrique dilué et dans l'alcool, c'est-à-dire un peu d'albumine, mais en proportion trop faible pour en permettre le dosage. « Le diabète est intense, il existe en même temps une légère albuminurie. »

Obs. XIII (1).

X..., âgée de 59 ans, entrée le 2 décembre 1876, à l'hôpital de la Pitié (service du professeur Lasègue), morte le 3 janvier 1877.

La santé de cette femme avait été parfaite jusqu'au commencement de l'année 1876. La malade remarqua alors qu'elle maigrissait, perdait ses forces ; elle était en proie à une soif ardente qui l'obligeait à se lever plusieurs fois la nuit pour boire. Les premières médications ayant été infructueuses, on consulta un charlatan uroscopiste qui toutefois reconnut la présence du sucre dans l'urine. Les nouvelles prescriptions ne furent pas non plus très-heureuses ; l'état général s'aggravait de plus en plus. Pendant l'hiver de 1876, une toux survint qui résista à tous les traitements ; l'expectoration devint bientôt abondante, composée, au dire de la malade, de crachats épais et verdâtres. A plusieurs reprises, hémoptysies abondantes. Au commencement du mois de décembre 1876 la malade, à bout de forces, se décide à entrer à l'hôpital.

A son entrée dans le service, l'amaigrissement est extrême. Etat

(1) Hanot. Revue critique sur les différentes formes de cirrhose du foie. Archiv. gén. de médecine, octobre 1877.

fébrile assez accentué, se développant surtout le soir et pendant la nuit avec sueurs profuses; anorexie complète, langue sèche, toux fréquente; expectoration muco-purulente abondante.

Sous la clavicule droite jusqu'au mamelon, matité absolue, souffle caverneux mélangé de nombreux râles humides à grosses bulles. Dans les fosses sus et sous-épineuses droites, matité, souffle tubaire, râles sous-crépitants. Au sommet gauche, rien de particulier à noter.

Le cœur paraît indemne. Le foie déborde la dernière fausse côte de quatre travers de doigt, et comble tout le creux épigastrique. Léger œdème périmalléolaire.

La quantité moyenne d'urine, rendue en vingt-quatre heures, est d'environ 1,200 grammes; cette urine contient 12 grammes de sucre par litre. Point d'albumine.

A la fin du mois de décembre, l'état de la malade est à peu près le même. La fièvre vespérale a persisté, la température oscillant entre 38°,5 et 39°. Aux signes stéthoscopiques déjà indiqués plus haut se sont ajoutés des râles humides assez fins, qui occupent la totalité des deux poumons. Les battements du cœur sont faibles, avec quelques irrégularités par instants; d'ailleurs point de souffle appréciable. L'œdème périmalléolaire a augmenté et a gagné les jambes et les cuisses. L'abdomen est considérablement développé, et on constate la présence dans la cavité péritonéale d'une notable quantité de liquide. Le réseau veineux sous-cutané abdominal est un peu plus accusé qu'à l'ordinaire, surtout dans l'hypocondre droit. La tuméfaction hépatique a persisté. Les veines du cou sont turgides. La malade reste dans le décubitus dorsal, subdélire.

La quantité d'urine, dans les vingt-quatre heures, ne dépasse pas 800 grammes. Ce liquide est foncé, riche en sels, et contient en moyenne, par litre, 8 grammes de sucre et 11 grammes d'urée.

Le 2 janvier, véritable état comateux. Le 3 janvier, mort dans le coma.

Autopsie. Les sinus intra-crâniens et les veines encéphaliques sont gorgés de sang; les ventricules distendus par une quantité relativement considérable de liquide céphalo-rachidien. Le tissu de l'encéphale est mou, diffluent. Le lobe supérieur du poumon droit est creusé de nombreuses cavités anfractueuses, communiquant presque toutes les unes avec les autres, circonscrites pour la plupart par une zone de tissu fibreux. Dans la portion du tissu intermédiaire à ces cavités, lobules de pneumonie caséeuse, et granulations tuberculeuses abondantes. Le reste du poumon a une teinte violacée et laisse exsuder sur la coupe une grande quantité de sang noirâtre, épais. Le poumon gauche présente la même congestion intense du sommet à la base. Dans chacune des cavités pleurales 200 à 300 grammes de liquide citrin. Volume normal du cœur; point de lésions valvulaires. Le muscle est un peu flasque et légèrement décoloré. Les cavités du cœur droit sont presque entièrement remplies par un caillot, en grande partie mollasse et noirâtre, grisâtre et plus résistant dans la portion appliquée contre la paroi de l'organe. Le caillot se prolonge en un cordon grisâtre dans la veine cave supérieure et le tronc brachio-céphalique, dans l'artère pulmonaire et dans la veine cave inférieure.

Le foie, plus volumineux qu'à l'état normal, pèse 1,900 grammes. Sa surface est mamelonnée, mais bien moins nettement que dans la cirrhose atrophique; le tissu est résistant, légèrement granuleux sur la coupe, et a une teinte chamois. L'examen microscopique est pratiqué après préparation convenable. La veine intra-lobulaire est notablement dilatée; elle a jusqu'à trois fois le diamètre ordinaire. Sur un certain nombre de préparations, la lumière du vaisseau est en partie comblée par un caillot fibrineux. La veine est entourée d'une gaîne fibreuse, d'épaisseur variable, et qui peut avoir jusqu'à $0^{m},05$ d'épaisseur. Autour de cette gaîne fibreuse, sur quelques préparations, zone plus ou moins étendue d'éléments embryonnaires. Les capillaires intra-lobulaires sont distendus, gorgés d'hématies plus ou moins altérées, et diminuent d'autant les tracés cellulaires.

Le tissu cellulaire périlobulaire n'est pas plus développé qu'à l'état normal, sauf autour de quelques lobules, où il est un peu hyperplasié. Rien d'autre à noter dans les espaces interlobulaires.

Le tronc de la veine porte et ses principales branches d'origine et de subdivision sont remplies, distendues par un caillot noirâtre, d'ailleurs assez cohérent. Même caillot dans la veine cave inférieure.

La rate a environ deux fois le volume ordinaire; son tissu est diffluent.

Le pancréas très-volumineux à $0^{m},22$ de long et pèse 115 grammes; il a la teinte de la vieille cire. Les reins sont volumineux et congestionnés. Quantité notable de sérosité dans la cavité péritonéale.

OBSERVATIONS DE SEEGEN (*Virchow's Archiv*).

Obs. XIV, t. 30, page 78 (observation 32).

M. X..., agriculteur, 50 ans. Période prodromale : de temps en temps œdème des pieds. Période d'état, pas d'ascite, léger œdème des extrémités inférieures, traces d'albumine dans les urines, foie hypertrophié.

Obs. XV, t. 30, page 84 (observation 42).

M. X..., patissier, 37 ans. Période d'état: léger œdème des malléoles des deux pieds. L'urine, dit Seegen, doit avoir renfermé des traces d'albumine. Il considère ce cas comme une manifestation du diabète intense.

Obs. XVI, t. 36, page 239 (observation 61).

Mme X..., femme d'un négociant, 38 ans. Période d'état: Gonflement œdémateux des extrémités inférieures. L'œdème s'étend jusqu'à la région lombaire, la face et surtout les paupières supérieures. C'est un diabète intense et il n'y a pas d'albumine dans les urines.

Obs. XVII, t. 36, page 240 (observation 64).

M. X..., propriétaire, 63 ans. Période prodromale, début de la maladie en 1859, enflure des pieds en 1863. Période d'état : les pieds œdématiés jusque bien au-dessus des malléoles. La marche est rendue très-difficile par suite de l'œdème, un peu d'ascite, beaucoup d'albumine dans les urines. Maladies concomitantes, angine de poitrine et bronchite chronique.

Obs. XVIII, t. 36, p. 239 (observation 63).

Mme X..., maîtresse d'hôtel, 58 ans. Période d'état : les membres sont pâteux au toucher, le visage un peu cyanosé, les pieds légèrement œdématiés. Le diabète, ici, a débuté après la suppression d'une névralgie du nerf cutané plantaire (malléole interne).

Foie hypertrophié. D'abord pas d'albumine; plus tard, après de violents phénomènes du côté du cerveau, albumine et sucre dans l'urine.

Obs. XIX, t. 36, page 241 (Observation 66).

M. X..., sculpteur, 51 ans. Période d'état: extrémités inférieures œdématiées jusque bien au-dessus des genoux. Dans la suite l'œdème avait diminué. Dans les urines pas d'albumine.

Obs. XX (Observation de M. Brouardel) (1).

Deux de mes maîtres et amis, MM. Lailler et Siredey, voulurent bien essayer de cette médication (arsenicale) sur un diabétique Voici les résultats obtenus :

Le 3 octobre la malade pesait 43 kil. 500 grammes. Elle urinait 8 litres par jour. Chaque litre contenait 98 grammes de sucre. L'arséniate de soude, donné en solution, fut porté de 0 gr. 004 à 0 gr. 008. Mais le 27 octobre la face de la malade était bouffie, les jambes sont enflées. Il n'y a pas d'albumine dans les urines.

Obs. XXI.

Un diabétique, d'une grande taille, d'une forte corpulence, ayant le foie très volumineux, et qui plus tard eut une vaste ascite, puis une énorme anasarque des extrémités inférieures et des bourses, fut atteint d'un anthrax, du volume d'un gros œuf de poule, à la partie supérieure et interne de la cuisse droite, près de l'ischion. Ce cas, ajoute Marchal, est un exemple de diabète hépatique (2).

Obs. XXII (fait de M. Lecadre) (3). — *Ulcères de l'intervalle des orteils; vaste eschare sèche et dure sur le devant de la jambe; abcès consécutifs; épuisement des forces. Mort.*

M. Z..., âgé de 50 ans, d'une grande énergie morale, ayant eu une vie très-agitée, et se livrant depuis quelque temps à un travail d'esprit excessif, s'était heurté la partie antérieure de la jambe vingt jours auparavant. Il s'en était suivi une petite exco-

(1) Brouardel, loc. cit.
(2) *In* Marchal (de Calvi), loc. cit.
(3) *In* Marchal (de Calvi), loc. cit, page 456.

riation. La plaie ne tarda pas à grandir et se couvrit d'une petite eschare qui prit de jour en jour un accroissement considérable. Quand je vis le malade, l'eschare occupait la partie antérieure et moyenne de la jambe, mesurant 12 centimètres de longueur et 9 en largeur. C'était comme un morceau de parchemin noirci, avec sa sécheresse et sa dureté, collé sur le tibia, qui résonnait directement dessous. Entre deux orteils du pied correspondant existaient des sortes de rhagades, comme celles qui ont lieu dans certaines affections syphilitiques; elles étaient fort antérieures à la plaque gangréneuse de la jambe, sans que le malade y eût pris garde.

Cinq ou six ans auparavant, M. Z... avait eu à la même jambe une lésion pareille à celle qui existait actuellement, et il portait en effet, au bas de cette jambe, vers la malléole externe, une vaste cicatrice. Lors de cette première lésion il était à Paris; le médecin qui le soignait, un de nos dermatologues les plus distingués, d'après les antécédents du sujet, et sans doute à raison aussi des ulcères de l'intervalle des orteils, crut à un effet du virus syphilitique et mit ce malade à l'usage de l'iodure de potassium et du bichlorure de mercure, en même temps qu'il l'assujettit à un ré gime tonique. La guérison se fit attendre plus de six mois; mais enfin la cicatrisation eut lieu, et M. Z... jouit d'une bonne santé ne conservant que ses rhagades. Pour moi, je ne reconnaissais dans l'eschare actuellement existante rien de ce qui rappelle les effets du virus syphilitique. Cependant les rhagades coexistantes, les antécédents et le succès qu'on avait obtenu quelques années auparavant et qu'on pouvait attribuer au traitement spécifique, me donnaient à penser. En conséquence, de concert avec le médecin de la localité, j'engageai M. Z... à se remettre à l'usage de l'iodure de potassium et des mercuriaux (pilules de Dupuytren). Jusque-là le traitement avait été simplement local.

L'eschare fut fendue en croix et pansée avec les poudres de charbon et de quinquina, plus une compresse trempée dans le chlorure d'oxyde de sodium mitigé et recouvrant le tout. Ma première visite avait eu lieu le 15 décembre.

Le 21, je revis le malade, la plaque gangréneuse s'était encore agrandie; l'affaiblissement augmentait. Il me vint alors à l'idée que nous pouvions avoir affaire à un diabétique, et j'interrogeai de nouveau le malade. Il m'apprit que depuis longtemps il vivait avec une soif continuelle qui ne l'avait jamais préoccupé et dont il n'avait parlé à personne, qu'il urinait beaucoup, mais qu'il croyait que c'était dans sa nature; qu'il avait bien aussi de temps en temps des douleurs erratiques dans les reins et dans les extrémités, mais qu'elles ne l'avaient jamais arrêté.

Je fis aussitôt recueillir l'urine du malade, et elle fut transmise à M. Marchand, pharmacien des plus distingués, résidant à Fécamp dont voici la réponse :

L'urine de M. Z... contient 0,74 grammes de glycose par litre. Lorsqu'elle me fut remise, elle présentait une réaction acide et une couleur jaune ambrée; sa densité, à la température de 9,3 degrés centigrades, était égale à 1,037. Sous l'influence de la levûre de bière elle entre rapidement en fermentation, et tandis que le sucre qu'elle contient en dissolution se transforme en alcool, elle dégage d'une manière énergique de nombreuses bulles d'acide carbonique. »

D'après cela, le régime imposé à M. Z... fut changé.

Le malade cessa l'usage du sucre et de toute substance amylacée; du moins je n'autorisai qu'une très-petite quantité de pain. Viandes de toute sorte, grillées ou rôties; légumes herbacés, tels que épinards, chicorée, etc.; fromage; vin de Bordeaux: telle fut l'alimentation. Le traitement consista en un verre d'eau de Vichy, le matin, et une potion au carbonate d'ammoniaque et au sirop de quinquina. La plaque gangréneuse fut recouverte de tranches de citron très-minces. La plaie malheureusement ne fit que s'étendre vers le mollet. Le genou et la cuisse s'engourdirent, des traînées rouges rampaient le long des vaisseaux lymphatiques jusqu'à l'aine.

Le 7 janvier, on procède à une seconde analyse des urines. Chose étonnante! le sucre a disparu, et il est remplacé par une quantité notable d'albumine. La suppuration abondante déterminée par le décollement de l'eschare et la résorption d'une partie du pus étaient-elles pour quelque chose dans la formation de l'albumine? D'autre part, la présence de l'albumine en abondance dans l'urine était-elle pour quelque chose dans la disparition du sucre? Ces questions se présentaient à notre esprit, et nous n'osions les résoudre.

La faiblesse gagnait. Des abcès s'étaient formés dans le jarret et à la partie inférieure et externe de la cuisse. L'appétit devenait nul. Le moral jusque-là excellent se déprimait.

Nouvelle analyse de l'urine, le 14; le sucre s'y retrouve dans la proportion de 5 gr. 78 sur 1000. Poids spécifique à la température de 2 degrés centigrades: 1021,2. L'urine est encore albumineuse, mais à un degré bien moindre que lors de l'analyse précédente.

L'état du malade s'aggrave depuis un jour et M. Z... succombe le 7 janvier.

Obs. XXIII (personnelle).

Le nommé Gu..., âgé de 77, est entré le 6 février 1878 à l'hôpital Saint-Antoine, salle Saint-Augustin, n° 36, service de M. le Dr Brouardel, pour se faire soigner d'une enflure des jambes. Ce malade qui présente un état cachectique prononcé, est sans travail depuis plusieurs mois. Il a vécu pendant ce temps, comme il a pu, se livrant à toute espèce de travail pour gagner sa vie.

Il y a quinze jours, nous dit-il, qu'il s'aperçut que ses jambes et ses pieds enflaient. Quelques jours après le gonflement envahit les cuisses, le scrotum et la verge qui prirent un volume énorme. C'est alors qu'il se décida, ne pouvant marcher, à entrer à l'hôpital.

Comme antécédents: fluxion de poitrine il y a quinze ans, opération de la cataracte en 1869. Absence d'antécédents alcooliques. Amaigrissement considérable depuis deux ans. Sauf une dyspnée qui remonte à un mois, il ne se plaint d'aucun malaise, d'aucune douleur; son appétit est bon, ses fonctions digestives se font bien; il urine cependant beaucoup, mais ne s'est jamais préoccupé de ce phénomène.

Voici l'état qu'il nous offre à son entrée.

Le malade est anémié, très-amaigri.

A l'auscultation: la respiration est un peu forte à droite, en arrière, au cœur, systole prolongée; foie petit; 2 litres d'urines par jour renfermant de 15 à 18 grammes de sucre par litre, pas d'albumine.

Anasarque considérable des deux membres inférieurs, des bourses et de la verge qui disparait dans le gonflement. La jambe droite est plus enflée que la gauche, quoique celle-ci présente de nombreuses varices. Pas d'ascite.

10 mars. L'œdème a presque complètement disparu aux bourses et aux cuisses. Aux deux jambes et surtout à droite le long du

tibia le doigt appliqué sur la peau laisse une empreinte manifeste.

Les urines ont diminué de quantité, le sucre est toujours dans les mêmes proportions. Pas d'albumine.

Ce malade présente un exemple très-net d'œdème cachectique.

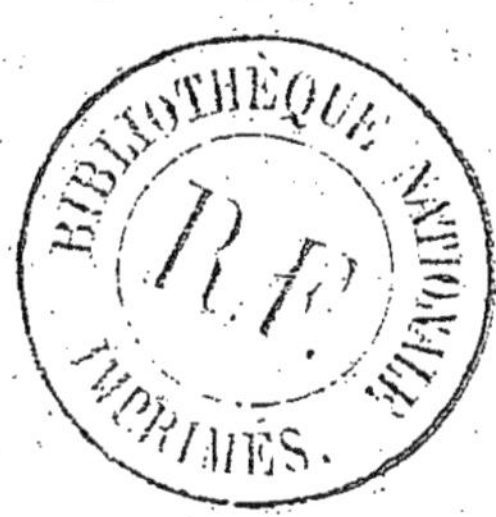

A. Parent, imprimeur de la Faculté de Médecine, rue Mr-le-Prince, 31.

www.ingramcontent.com/pod-product-compliance
Ingram Content Group UK Ltd.
Pitfield, Milton Keynes, MK11 3LW, UK
UKHW021218230726
13926UKWH00003B/1093

9 782014 070385